宇城憲治が自在にする

「気」とは何か

――その実体に迫る

宇城憲治が自在にする「気」とは何か　――――目次

序文――宇城憲治

日本には元気、勇気、病気、天気、気がきく、気分がいい・・・など、「気」のつく言葉がたくさんあります。しかし、これだけたくさんの「気」のつく言葉があるにもかかわらず、肝心な「気」の実体は見えてきません。「気」は目に見えないだけに言葉を使って表現するには厳しいものがあり、そのため目に見えるものを主体とし、目に見えないものは理論で展開するという立場を取る科学的見地からは「非科学的」とされています。

しかし、その「科学」が生命体などを扱う場合は、生命体の仕組みを知るために解剖という手段がとられています。このことは、「殺す」ことを前提としており、これが皮肉にも「生命科学」という学問であるのです。まさに生命体を部分の集合体としてしか扱えない今の科学の要素還元主義的なあり方の矛盾であり課題です。

そういう中、科学の世界では今、「科学と哲学」「科学と宗教」というように、科学を他分野と融合させる試みが始まっていて、部分を主体とする科学オンリーの世界から、より複合的な見方をする新たな科学への研究や学問が急がれるようになってきています。

これは一方で、科学者や研究者自らが科学の本質にある陰に気づき出した証とも言えます。

こうした現実の中、私はこれまで様々な著書や活動で、目に見えないが確実に存在している

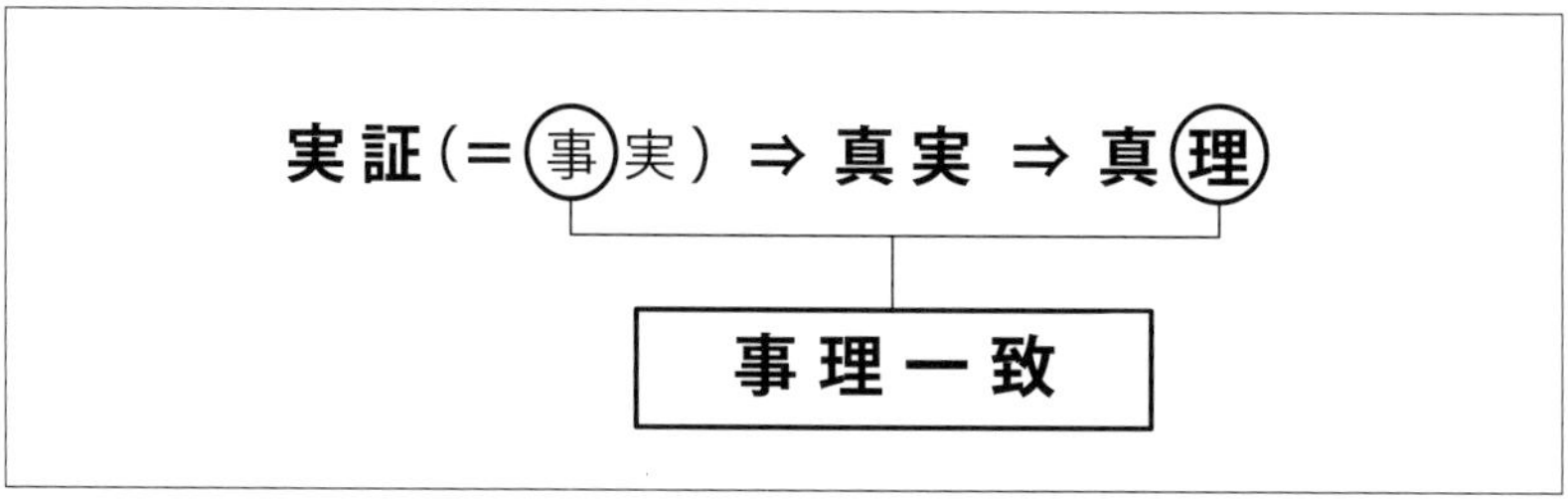

「気」の実証を通し、またその実体に迫る中で、今の常識にない未知のエネルギーの存在を明らかにしてきました。そのことは一方で、今の科学にある矛盾や課題を明らかにしていくことにもつながりました。

この「実証先にありき」という事実からすると、最近展開されつつある異なるジャンル同士の融合という「科学の新しい試み」にある課題も見えてきます。確かに哲学や宗教などの他分野との融合は科学の視野を広げるものですが、やはりそこには科学本来の「理屈理論先にありき」という課題と、哲学と宗教の「精神性」という課題があります。すなわち、そこに「実証がない」という課題です。

そういう中にあって本書は、「実証先にありき」という、事実を最優先させ、それを基に展開するあり方を最大の特徴としています。

本書で明らかにしていきますが、実証できるからこそ、そこに事実があり、その事実の中に真実があり、真実の中に真理があると考えています。その実証の「事実」と「真理」がひとつになる、これが「事理一致」の世界です。

この「事理一致」は、まさに古来から武術武道の高次元の稽古のあり方とされています。私はこの「事理一致」の世界から、かつ「事理一致」の稽古、実践を通して、すべての物事を見るようにしています。まさに今、展開している空手実践塾や宇城道塾はその場です。

２０１８年10月にアメリカ・オレゴン州在住の量子物理学者・アミット・ゴスワミ博士とご自宅で対談をしました。

博士との出会いは、ヨーロッパ空手セミナー生であり医学博士であるルネ・グアナルセ・アルセ氏の紹介がきっかけでしたが、私はゴスワミ博士の著書を読み、今までの科学者には見られない人間的な器の大きさと、ものの見方、考え方の幅の広さを感じました。そこで今の科学や常識では考えられない私の実証動画を先にＤＶＤで見ていただいたところ、博士は非常に興味を持たれ、対談ということになりました。

対談では、実際博士に様々な「気」の体験をしていただいたのですが、印象的だったのは、そのあとに博士が言われた「科学は実証には勝てない」という言葉でした。つまり、科学でどんなにすぐれた理論を展開しても、実証できない限りそれは憶測でしかないということです。

そのような実証を可能としている「気とは何か・・・その実体とは」。

今の常識では考えられないことを数多く実証している立場から、同時に、「気」の本質を見極めたいという思いから、最近注目されている、目に見えない事象に関する多くの書物（その多くは何十万部というベストセラー本になっていますが）にも目を通してきました。そして、そこにある思考や理論はもとより、その基になっている本質を、私の「気の実証事実」と照らし合わせて解析を試みましたが、一方で多くの矛盾も感じました。

その矛盾とは、実証事実がないにもかかわらず、理論科学が「気」の実体を言語化しているということです。しかし私はその「言語」を逆に参考にしながら、私が展開する実証事実に合わせた、「気」の正体の言語化を試みました。

本書は、そうした「気」と「気」を自在にする私自身の分析に、長年道塾生として、また空手実践塾生として、私の「気」を実際に体験し学んでくれている二人の塾生に協力してもらい、第三者の立場からはどう見え、またどう感じているのかという視点を交えることによって、「気」についての解明と展開を試みたものです。

はじめに 1 ―― 木村均

10年以上前から宇城道塾で宇城先生に学んでいます。いわゆる空手や合気道などの武道・武術の経験はありませんが、道塾では武術に関わる言葉や実技が顔を覗かせても、自分の身体を動かしながら行なうので、武道未経験による違和感はまったくありません。どちらかと言えばその身体動作の中に存在する、自分がこれまで頭の中に入れてきた〝科学的常識〟が通用しない不思議の世界を、様々な気づきとともにいつも感じています。

先生が使いこなしている「気」というものにはいったいどんな仕組みやメカニズムが隠されているのだろう？　なぜ先生はご自身だけでなく誰にでも、遠く離れていても、その「気」を体現させることができるのだろう？　この「気」は人類共通のものなのだろうか。あるいは生命にとって普遍的な何かなのだろうか？　などなど不思議の問いは絶えません。

この不思議は頭で答えを求めては駄目であることは承知の上で、それでもやはり頭で答えを考えようとしたがる自分がいることは否定できません。

以前、道塾で学び始めた頃に不思議の風景に対して感じたことや考えていたことを自分なりにまとめたことがあります。当時は、「気」の作用の不思議を〝科学的〟に強引に解釈しようとして、無駄な苦労というか、屁理屈ばかりを並べ立てている感じでした。

今は既存科学のみでは「気」は捉えられないだろうということ、したがって「気」を捉えるための枠組みを持つ新たな科学が必要ではないかという考えに自分自身が変わってきています。すなわち、現在は逆に、実際に自らが体現できているかどうかとは別に、考え方として「気」の世界が自分自身の中で半分常識になりつつあるという状況があります。この自分の変化は、実証が先にある先生の「気」の世界が為してきた変化だと思います。

「気」は身体で具現化できているというまぎれもない事実がある以上、「気」の本質の解明の糸口はその事実の奥に潜んでいるはずです。

本書においては、道塾で学ぶ一人として、しかしある意味まだまだ〝「気」の素人〟である一人の塾生として、屁理屈から抜けきれないながらも、自分なりの素朴な問いを投げかけることで、よりその本質の理解への入口に近づける、あるいはそこまでいかなくとも、誰にとっても存在する自然な形での「気」の姿が少しでも浮かび上がればいいなと思っています。

はじめに 2 ―――下澤京太

私はちょうど20年前の2000年2月20日に行なわれた「『武道の原点』出版記念講演会」で初めて宇城憲治先生にお会いしました。その日に見せていただいた型、技を鮮明に覚えています。とくに先生の突きで椅子席まで吹き飛ばされた時は、その威力に圧倒されながらも、立ち上がった自分の顔になぜか笑みが浮かんでいたことが強く心に残っています。

その後も、空手実践塾、宇城道塾、体験講習会、講演会などの様々な場で、先生の技に初めて一触した人が、老若男女、国籍を問わず、自分と同じように、なんとも言えない笑みを浮かべるのを目にしてきました。今になってこの笑みは、「気の世界の確かな存在」を身体が瞬間的に受け取り、理解し、あふれ出した希望の笑みだったのだろうと感じています。

今さらながら、先生はお会いした最初から「身体は頭脳の何億倍も賢い」ということを完全にオープンに、それも誰に対しても、注ぐように指導してくださっていたのだということに驚きを感じます。同時に、その無限に注がれた指導すらも〝我〟というフィルターや頭で細切れに分析しようとしてきた「閉じた」自分を思い出します。そんな私に対して先生は身体に刻み付けるよう、道場の中で、外で、繰り返し指導してくださいました。

ようやくここ数年で、先生の指導が刻まれた身体に頭脳が追いついてきたと感じるようになりました。以前には「何を言っているかまったく理解できなかった」ことがいつの間にか理解できるようになっていたり、先生の本を読み直した時「ここに答えがそのまま書いてあったのか」と気づくようなことが何度かありました。

決して読んでいなかったわけではないのですが、以前に読んだ時には自分には本質的なことがまったく読み取れていない、まさに本書で先生が述べられているように、自分が「無知の知」に至っていないことすらわかっていなかったのだなと感じるようになりました。

このような体験を通じて、少しずつではありますが、自分がこれまで取り組んできた、ものの見方、学び方というものが根本的に間違っていたこと、「守破離」の「守」すら、まるでできていなかったことを強く感じ始めています。

もともと、日本における「学び」とは、師弟の信頼関係があった上での「学び」であり、それは言葉によらず、頭脳によらず、部分によらず、身体で丸ごと、瓶《かめ》の水をそっくりそのまま写《うつ》すように受け取ることだったと思います。

それがいつの頃からか、ノウハウ、ハウツーといった情報、テクニックの切り売り、あれはいるけどこれはいらないというようにして受け取れる何か、それをほとんどの人が〝学び〟だと思い込んでいるように思います。しかしそれは本来の師弟関係の〝学び〟とはほど遠いものです。

とくに「気の世界」に近づくためには、時間的にも空間的にも部分を頭脳で切り取る従来の分析科学とは異なるアプローチ、つまり関係性を含めた全体を身体で捉える新しい科学に目を向けないといけないと感じています。

私自身はまだ「気の世界」を万分の1も理解できてもいなければ実践もできていません。また、自分自身の身体に起きたことや心で感じた主観的な内容を言葉だけで伝えるのが難しいことも理解しています。しかし、私たちのつたない質問を通じて、直接は目に見ることもできない、手で触れることもできない「気の世界」のものの見方、考え方を感じ取っていただき、一触する機会につながればと思っています。

第一章

「気」とは何か

「気」の実体とは

下澤　宇城先生の「気」についての実証事例はこれまでのご著書やＤＶＤなどで数多く公表しておられますので、具体的なことはそうした資料を参考にしていただくとして、本日は、先生の「気」を実際に日々体験させていただいております私たちから、改めて「気とは何か」を掘り下げて伺っていければと思っています。

宇城　日本には、気がきく、気になる、気が気でない、気心が知れている…など、目に見えない感情や心の現象を表わす言葉として、また元気、勇気、病気、天気というように、単語としても「気」がつく言葉がたくさん存在していますね。これだけたくさんの「気」を表現する言葉があるということは、「火のない所に煙は立たない」の如く、「気」という実体が古来から間違いなく存在していた証だと思います。

元気の気、勇気の気、病気の気と、言葉に「気」がついているにもかかわらず、「気」そのものが「何か」という説明がこれまできちんとなされてこなかったように思います。

下澤　そうですね。「気」という言葉はたくさんあるにもかかわらず、「気」そのものや「気」の事象を説明しようとすると、多くの人が懐疑的になることが多いです。それはなぜなのでしょうか。

宇城　「気」が懐疑的に見られるのは、「気」について語られる際に、「この水は気が入っているから健康に良い」とか、「ここはパワースポットで気に満ちている」などというように、「気」という言葉そのものでその現象を捉えていることが多いからです。そういう表現では、そのような事象を「信じるか、信じないか」の世界になってしまいます。

そうした曖昧な表現がされがちなことに加え、私たちが何でも知識で知りたい、すなわち言語化したもので知りたいという癖があり、そこに対して、「気」についての科学的な説明が充分にされていないことなどがその第一の要因だと思います。

科学的な解明が試みられてこなかったわけではないのですが、目に見えない事象や現象を表現する難しさの問題もあり、科学的立場から捉えながらも、その内容は「代替え的な」レベルにとどまっている状況だと思います。

下澤　「代替え的」とは、たとえば気功による作用効果を体温変化から捉えたり、脳波の変化から捉えたり、といったことを言うのでしょうか？

宇城　そうですね。そういう例の場合は、特化した装置を使って数値化して目に見える形にしているわけですが、それは「測れる」程度の「気」と言えます。私が「代替え的」と言っているのは、もっと大きなスケールの「気」に対してです。つまり「気」のような目に見えない現象に対して、そもそも今の科学のアプローチそのものに課題があると考えていて、それは「気」を実証している私からすると、科学の「気」に対する取り組みや思考、実験検証など、そのアプローチそのものが、すでに代替え的であると感じるからです。

科学の最先端である量子力学や量子物理学の世界では、宇宙の成り立ちや仕組みを理論的に解明しようとしています。その探究心は重要だと思います。しかし、宇宙は私たちよりずっと以前からすでに存在しているものであり、成り立ちや仕組みもすでに自然に創り出されているもので、もしくは宇宙が意図的に創り出しているのかも知れませんが（笑）、いずれにせよ科学者による解明の試みは、極端に言えば、すでに存在している現象に対し、自分たちの関心や興味の探求の結果を最もらしい理屈をつけて説明しているに過ぎないとも言えるのです。それは、人間はすでに存在しているのに、人間がどうしてできたかを説明するようなことと同じです。

とくに科学者に見るような「部分分析」を主体とするあり方では、人間の好奇心や探求心が大きくなればなるほど、その部分的追求の欲求は大きくなり、その分さらにまた「部分」的捉え方の要素が大きくなり、全体がかえって見えにくくなってしまいます。無限で大神秘に満ちている宇宙は、分析で捉えられるような世界ではなく、それ故に畏敬の念を持って謙虚な姿勢で臨むことが大事だと言えます。

そういう部分分析の要素還元的な視点に立つ科学の世界において、「気」といった目に見えない事象を扱うには、この本で試みている「実証先にありき」という、科学で説明できていない未知の世界を目に見える形にして実証し、かつその事実を通して本質に迫るあり方が非常に大事ではないかと考えています。なぜなら科学の得意とする理論は実証されない限り推測でしかあり得ないわけで、まさにこの方法で実証することによって、その具体的な「目に見える形」から実体も見えてくるからです。

２０１８年10月、アメリカ・オレゴン州にある量子物理学者のゴスワミ博士のご自宅を訪ね対談した折、実際に「気」をいろいろ体験していただいたのですが、その時に博士に言われたことは、まさに「科学は実証には勝てない」でした。まさにその一面は大きいと思います。

木村　「実証」というと、単純に考えると、いわゆる実験による検証という形が思い浮かびます。しかし先生のおっしゃる「実証」というのは、ちょっと違う雰囲気が感じられます。先生は科学者のあり方を「部分分析」主体と指摘されていますが、先生の「実証」は、そうした限られた領域（実験環境、条件、対象など）についての検証を積み上げて最終的に全体を検証するといったような方法ではなく、言ってみれば最初から全体を目に見える形で検証してしまうようなイメージがあります。

その意味も含めて、確かに「気」という現象がきちんと整理されていない中で、いわゆる科学的な手法が試みられてきたように思えますし、「気とは何か」という時の取り上げる「気」そのものの理解が曖昧なことが多い気がします。

つまり、先ほど先生が代替え的とおっしゃいましたが、「気」の結果としての、人間の身体の変化を測定装置を使って定量化するなどして、その数値を基に科学的な説明がなされたとしても、あくまで「部分分析」での理解、説明であり、「気」がそもそも何であるか、という問いにはほとんど答えていないように思います。

また「気」そのものではないですが、同様に目に見えない「意識」が何らかの作用をすることで現実化することを〝科学的に〟実証説明しているということで注目されているいくつかの本、『こうして思考は現実になる』（パム・グラウト著）、『パワー・オブ・エイト』（リン・マクタガート著）などを読みましたが、「意識」というものの捉え方が頭脳の働きによる考えそのものであること以上のことは語られておりませんでした。

宇城　科学は部分解析を主体とし、それらを統合する形をとりがちですが、その形では生命体である人間の解析をするには無理があります。大事なことは最初から全体として捉えることだと思います。

脳や意識が何らかの作用をするというのは、すでに科学先にありきという立場からのあり方で、その理屈に基づいて現実化する実証説明などは、まさに「部分」による捉え方であり、全体を捉える「気の実証」からすると、真の実証とはならないことが証明できるので、やはり科学は、推測の域を出ないということがわかります。

木村　そうですね。先生は常に実証、検証を踏まえつつ、統一体／部分体、身体脳／頭脳、細胞／筋肉など、身体に基づいた独自の考え方を展開しながら、これまでにない体系的な視点で「気」というものを捉えようとしておられますね。

そこで伺いたいのですが、先生が「気」を解明しようと思われたきっかけはそもそも何だったのでしょうか。

宇城　「気」の解明の方向へなぜ至ったかについてですが、当然、「気」のなせる術の不思議さからです。その「気の術」が先にあってのことですが、まずは何と言っても武術との出合いが大きかったです。スポーツ武道から武術武道への転換のきっかけとなったのが、まさに「気」であったからです。

スポーツから武術へ転換していく過程で、今の常識では考えられないようなことが次から次に自然体でできるようになり、たとえば10人のスクラムを簡単に押すなどができたり――今では50人でも100人でも押すことができますが――さらには触れずに押すことができるようになったり。空手の組手では、事の起こりがよめるので、すなわち「先《せん》」が取れるので、相手よりあとに動いても、相手の動きの中に入っていくことができます。また、相手から見て私の動きはゆっくり見えるのに速いと言われたり、力はまったく使っていないのに複数の人を同時に倒せるなどいろいろですが・・・。

こうした実践を通して、そこにある不思議な力、たとえば「力でない力」の正体とは何かとか、今の常識にないそれらの現象をもっと知りたいと思ったこともひとつのきっかけでありました。それがわかれば、その奥の究極にもっと迫ることができるのではないか、それは同時に「人間とは何か」にもつながっていくのではないのか。またその一方で皆にもっとわかりやすく教えられるかなという思いもあったのです。

それと同時に、今までの常識に縛られていては、「気」のなせる術に近づくどころか、かえって逆の方向に行ってしまうことに気づかせたいという思いも大きかったですね。それは拙著『子どもにできて大人にできないこと』にも書いたように、子どもの伸びる可能性の芽を今の大人の常識が摘んでしまいかねないからです。

下澤　確かにスポーツでは「ウエイトがあるから」とか「スピードが速いから」とか理屈や論理で説明ができます。しかし先生に見せていただくのは、小さいのに強いとか、ゆっくりなのに速いとか、一人で多人数を動かすとか、言葉では矛盾になるようなことですが、それを我々は実際に見て体験しています。

宇城　一般的なスポーツと異なり武道には、「小よく大を制す」「柔よく剛を制す」などの言葉があります。しかし、「気」という術理は、それ以上の世界があるという事実を示しており、それを発見した時、自分の世界観が完全に変わりました。

理屈ではなく確実に存在する目には見えない「何か」がある、その「何か」で確実に人や、人だけでなく空間や物にまで変化が起きる。その「何か」を私は「気」と捉えたわけですが、一般的に言われている「気」とはそのあり方がまったく異なるように思います。

木村　どのような点が異なるのでしょうか。

宇城　まず、今の常識や科学などで説明できない未知の世界が確実に存在していることを実証できているということ、そしてその未知の世界を自分自身が実践できているという点。さらには、目に見えない「気」を自分以外の第三者に発することによって、その人がたとえば1対5の腕相撲で勝つといったことや、10人のがっちり組んだスクラムを倒すといった、まさに普通では考えられないような事象や事柄を、老若男女を問わず、誰にも対しても可能にさせているという点です。

また、「気」のように目に見えないものを、あらゆる形で「見える事実」にすることで、「気」の存在を実証するあり方は、目に見えないものを「非科学的」とする現在の科学に対しても、まさに「未来の科学」へのヒントを提供しているのではないかと思っています。このような視点から、私はその目に見えないが確実に変化を起こす「何か」を「気」と捉えているのです。

下澤　先生の場合は理屈ではなく、常に「こうだ」と、ご自分でやってみせてくださいます。そうした実践をベースにした「気」を、先生ご自身ではどのように捉えておられますか。

宇城　数々の実証事実から見えてくる共通項の本質と、今持ち合わせている知識と照らし合わせてあえて言うと、「気」の実体は「時間とエネルギー」の要素を持つものであるということです。

「気」と時間

下澤　先生の実証で、「気」が距離も時間も物理的接触もゼロの状態で相手に瞬間的に伝わるのを見ていますので、そこに「何らかのエネルギーが働いている」ことはわかりますが、「時間」でもあるというのはどういう捉え方をされているのでしょうか。

宇城　まさに、その「瞬間的」に伝わるというのも時間の一つになりますが（笑）。

図を使って説明します。これは知識としての説明ですが、人間は潜在的に時間という基準を持っており、その基準には二つあって、一つは宇宙時間によって創られている時間で、もう一つは人間を構成している細胞を根源とした時間で、細胞、神経、筋肉、脳と、時系列を持って連鎖している時間です。

４次元時空の中で時間は常に変化していますが、重要なのが、この人間を構成する時間連鎖とその時系列です。

人間の心臓はおおむね1分間に60回の鼓動があります。つまり1秒に1回動きます。これは筋肉の動きによるものです。さらにこの筋肉を動かしているのが神経で、１０００分の1秒という時間を持っています。さらにその神経を動かしているのが１００万分の1秒の時間を持つ細胞です。すなわち人間を時系列に捉えると、細胞→神経→筋肉という流れになります。

一般的に理解されているのは、脳→神経→筋肉という時系列で、筋肉を動かす命令源

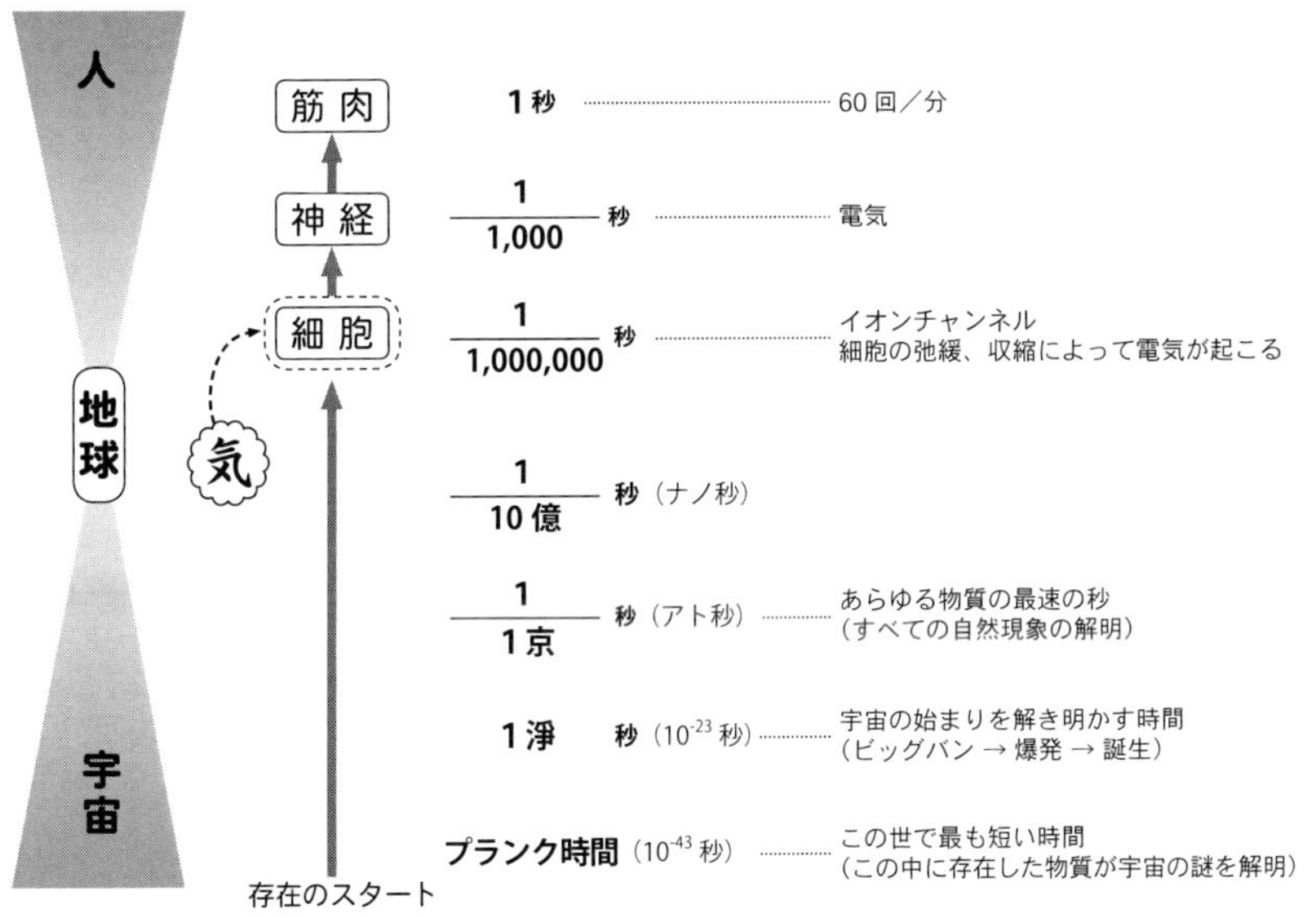

図１．「気」は時空に作用し細胞に働きかける

の脳は意識を持つとされています。もちろん眠っている時に蚊に刺されると、無意識に掻くというように、脳の意識によらない無意識の動きもあります。

しかし「気」による身体の動きは、この時系列では説明がつかない事例が多々あります。たとえば宇城道塾でよくやる検証ですが、後ろから羽交い絞めにされている人が、それを振りほどくという時、普通だと羽交い絞めにされると振りほどくことはまったくと言っていいほど困難ですが、「気」を通すと誰でも、しかも瞬時に振りほどくことができます。この実証事実から何が言えるかというと、「気」によって羽交い絞めされている人に明らかな身体的な変化

が一瞬に起きているということです。（写真27ページ）

木村　つまり脳からの「振りほどけ」という命令で動く筋肉ではどうにもならないけれども、他の働きがあって変化が起きていると。

宇城　そうです。本人が自分の脳の命令である意識ではなく、無意識で振りほどいている。つまり意識以外の何らかの信号をキャッチしているということです。この検証例以外にも「気」によって身体が柔らかくなったり、硬くなったり、細くなったり、太くなったり・・・など、常識からするとあり得ない不思議な変化を、実証し確認できています。すなわち「気」は細胞レベルでの変化を起こしているということです。

そういう視点から、私は「気」というのは、人間が持っている時間の中で最も短い時間を持つ細胞に働きかけるものと捉えているのです。

実際、羽交い絞めがほどける体験をした人が一様に、「掴んでいる相手が急に細くなっていった」と述べていますが、これは相手の細胞に変化が起きている証です。

これ以外の様々な「気」の実証から、身体は拘束されると自分を守るように変化する、すなわち細胞は「自分を守る力」を持っているという確信を持つに至りました。

下澤　たしかに羽交い絞めの検証は、自分でやると、もがくばかりですが、先生に「気」を通

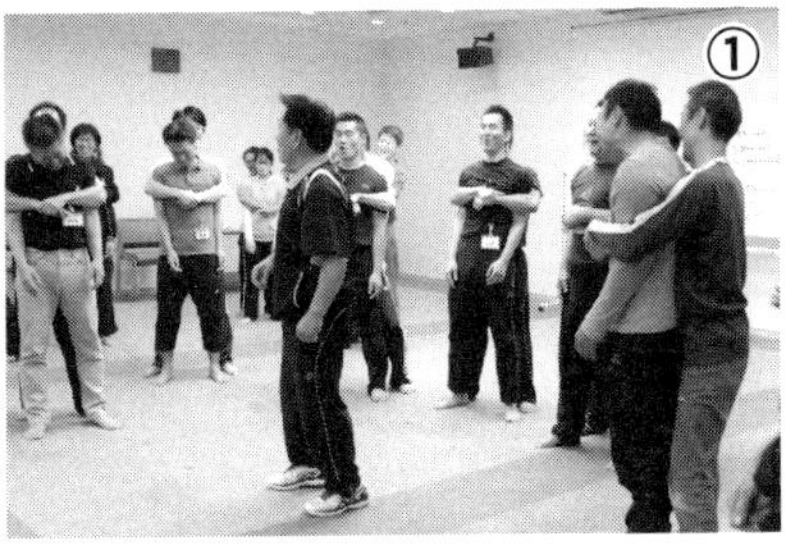

① まったく振りほどくことはできないが、気を通されると・・・

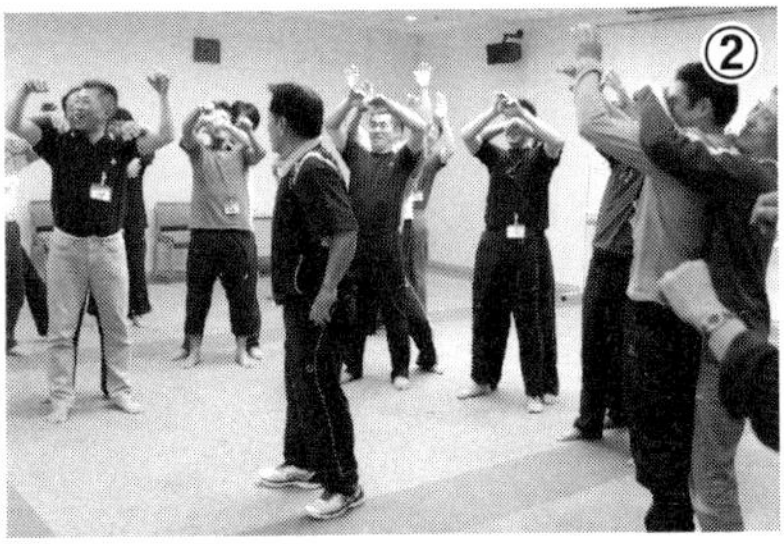

② 全員が一瞬にして羽交い絞めを振りほどける身体に変化する

されると、先ほどまでまったく「無理」という感じだったのが、とたんに「あ、これはほどける」という感じになります。これは「自分を守る細胞の力」だったのですね。

あえて言葉で表現すると、普通は、できるかどうかわからないがとりあえずやってみるという感じになりますが、先生に「気」を通されると、無意識に「できる」ということが先にわかるのです。先生がいつも言っておられる「身体が先にわかる」とはこういう感じかなと。

木村　私もそれに近いですよ。羽交い絞めにされて不安がある。でも「気」を通されると、先が見える感じになって不安でなくなる。身体が保証してくれるというか。このように「気」を通されると相手との関係性が一気に変わるように感じます。それが「振りほどくことができる」という確信につながっているように思います。

宇城　この羽交い絞めをほどく「気」の実証の凄さは、なんと言っても相手の拘束を一瞬にほどくという点と、そのことを通して人間を構成している細胞が本来自分を守るようになっていることを教えてくれているという点です。

木村　このことは身体の中でなんらかの変化が起きているということに他ならないわけですが、それを先生は細胞レベルの変化だとおっしゃいます。そこで「細胞に働きかける」時の仕組みというのは、先生はどのようにお考えでしょうか？

宇城　なぜ「気」は細胞に働きかけるのか。そのメカニズムですが、まずその変化のスタート点すなわち原点は細胞にあるということです。なぜなら人間を構成している最小単位は細胞で、その連鎖集合体としての37兆個の細胞が人間の個をなしているからです。

身体が細胞レベルで瞬時に変化するということは、少なくとも細胞の時間感覚から言うと0・1秒よりも早い時間での変化ではないかと思います。0・1秒よりも短い時間となれば、人間構成の時系列からすると、神経か細胞の働きになります。また羽交い絞めされている人のほうに「ほどける」という感覚が生まれてくるのは、細胞の変化を捉えている神経によるもので、それが脳につながっていく結果ではないかと考えられます。

空手の術技になると、無力化、虚と実、見切り、中心、重心のコントロールなど、はるかに次元の高いものになりますが、「気」は目に見えず、感じることもできなくても、そこには確実に今の常識ではあり得ないような「作用」と「変化」を「見える形」にすることができているのです。

しかもその「変化」は誰もが確実に体験しかつ実感できるという事実があります。ですから、この「気」による実証を基に探求すれば、「気」のメカニズムの裏付けにつながり、一方その今の科学にない科学、私はそれを既存の科学の先にある「未来科学」というように言っているのですが、その姿は人間の進化にもつながるのではないかと期待しているところです。

下澤　すべて今の常識ではあり得ないことですが、実際に我々が体験していることばかりです。先生の「気」の使い方の大きな特徴は、今先生がお話しになられたように、先生の発せられる「気」が、我々のような第三者の誰に対しても、かつ人数に関係なく、しかも男女、年齢に関係なく一斉に多くの人に変化をもたらすことができるという点ですが、その第三者に「気」を通し、できるようにさせるということは、これまで概念すらないようなことでした。それを先生が一体どのように働きかけておられるのか、とても興味があります。

宇城　まさにその質問はこの本のタイトルそのものですね。つまり皆さんから見ると私が自在にする「気とは何か」という関心であり、一方そのサブタイトル「気の実体に迫る」の部分、ここが私の担当部分ですね（笑）。

第三者に「気を通す」という行為において、「気」がそもそも第三者に対しどういう働きかけをしているのか。私のどこから、どういう形で「気」が出て、相手のどこに入っていくのか。しかも多くの人に同時に一瞬にして入っていくのはなぜか。さらに離れたところに遠隔で気を発することができるのはなぜか。「実証先にありき」の通り、すでに実証はしているわけですが、この点を私自身も知りたくて・・・（笑）、明らかにしたいと思っているところなのです。

言語化にあたってはこれまでジャンルを問わず、世界のあらゆる本や文献を読み追究しているのですが、それらしいタイトルを見つけてそこに書かれてある理論や理屈を読んでも、実証している立場からすると、どうしてもそこにいろいろな矛盾を感じてしまうのです。この点が実証を伴わない、理論・分析型偏重の科学の課題と言えるところではないでしょうかね。つまり部分要素的なことを主体とする科学では、全体的な捉え方を必要とする生命体を捉えることは難しいということですね。

下澤　先生は「気」に関する様々な本も多数ご自身でお読みになって、まさにそのことを実感されているのですよね。

宇城　そうですね。私は学者ではないので、論文を書くための参考資料として読んでいるわけではなく、あくまでも私が実証している「気」についてどういう捉え方ができるのか、つまり「気」とは何か」をいろいろな角度から知りたくて読んでいるのですが、「気」を実証している立場からすると、実証されていない理論は何といっても推測の域を出ない感があり、その事に著者本人が気づいてない場合が多く、矛盾を感じますね。しかしその矛盾が逆に私にとっては参考になる時もありますが。

そういう中にあって、「気」について書かれた本の中でひときわ際立っているのが、江戸時代初期の禅僧・沢庵宗彭《たくあんそうほう》が、「剣禅一致」について書いた『太阿記《たいあき》』と『不動智神妙録《ふどうちしんみょうろく》』という本です。徳川将軍家の兵法指南役・柳生宗矩に与えられ、多大な影響を与えたとされていて、非常に次元が高い教書です。

「剣禅一致」というのは、剣の究極の境地は禅の無念夢想と同じであるとする、沢庵和尚の教えですが、この2冊を解説している『剣禅一如　沢庵和尚の教え』（結城令聞著）の中で、沢庵が、剣道本来の道である、修身、治国、平天下の道から踏み外すおそれのあった時代に、「日本人でありながら日本人の対面を汚し、剣客でありながら剣の真髄に達し得ない」その原因の究明に努め、「その要因は私利私欲に溺れるからだ」とし、「この私利私欲を取り去る鍛錬が剣の道でなければならない」と称し、禅の立場から剣の世界に活《かつ》を入れたという話が紹介されています。

この「剣禅一致」こそが殺傷道具である刀を無刀の域まで昇華させた無刀流を生み出しているのです。無刀流の根源がまさに「気」の発動なんですね。

沢庵和尚は剣術家ではありませんが、実践はなくても肚の据わりは剣術家以上だったこともあり、それくらいの影響を剣術家に与えているのですが、「科学書」にあっても、そういう生きた本との出合いがあればと待ち望んでいるところです。

下澤　沢庵禅師の書は2冊とも先生にご指導いただくようになる前に読んだことはあったのですが、当時は何を言っているのかまったく理解ができませんでした。先生にご指導いただいた今、読み直すと、止まらない心、分別を超えた無分別など、現代の科学でも哲学でも太刀打ちできないようなレベルの内容が書かれていることを感じます。

木村　人にとって意味のある「科学書」との出合いは、内容はもちろん時期や場所などそれぞれかもしれませんが、先生の場合は、科学という言葉の意味がすでに新しい科学の方向に進んでいますので、なかなかそのような本を今の世の中に求めるのは至難な作業と思います。そして先生にとっての「科学書」は、先生に学ぶ私たちにとって「未来の科学書」となるのだという気がします。

「気」は細胞に働きかける

宇城　科学ではすべての物、つまり物質も生命体も、その構成を細かく切っていけば分子から原子、そして素粒子というようになり、この最小単位である素粒子を根源とする捉え方をしています。しかし、「気」によって起きている様々な変化を実証している私からすると、その考えには課題があります。

私はとくに人間も含めたすべての生命体の最小単位は素粒子でなく「細胞」にあると考えています。また、そう捉えるべきだと思っています。

なぜかと言うと、生命体というのは、人間で言うと、わずか0・1ミリくらいの受精卵からお母さんのお腹の中で細胞分裂を繰り返しながら、10ヵ月後に37兆個という細胞を持った個として、すなわち1個の生命体として生まれてくるからです。「集合体」と言っても、一つから分裂していったのであって、決して37兆個の細胞が「集まった」集合体ではないのです。あくまでも1個からの分裂です。したがって37兆個がすべて強い関係性を持っていて、切り離せない個体、それが生命体だと思っています。

下澤　バラバラのものが集まって一つになっているわけではなく、一つから分裂してまた一つになっていると。

木村　つまり、先ほど細胞には守る力があるというお話でしたが、一つひとつの細胞の「守る力」によって、細胞の集まりである自分としての身体が、守られているということですね。

宇城　そうです。37兆個の細胞の一つひとつが強い関係性を持って助け合って一人の人間になっている。この人間生命体については、これから先どんなに科学、医学などが頑張っても、永遠なる宇宙の神秘です。そして、その37兆個の細胞の一つひとつにはそれぞれ核があり、核の中には約2メートルのDNAがあり、そのDNAの2%前後を遺伝子が占めていると言われています。その遺伝子が自分であり個の根源であるのです。この部分は誰もが知識で知り得ることです。

しかし、この知識に、私が「気」によって実証している事実を重ね合わせると、「気」はこの細胞に働きかけることで、結果、その集合体としての人間に対して大きな変化を生じさせているると捉えることができるわけです。よくＤＮＡにスイッチが入るなどと言われますが、これは非常に漠然とした説明のように思います。「気」の実証という立場からすると、現在の科学で解明できるようなレベルにはないのではないかと思っています。

木村　その、細胞に働きかけるというのは、具体的にどのようなイメージなのでしょうか。

宇城　イメージで言うなら、たとえばここに磁石と砂鉄があったとして、砂鉄に磁石を向けると、磁石の磁力によって瞬時に砂鉄が一斉に磁石のほうに向きますね。これと同じように「気」の働きによって、このような変化が細胞に一斉に起こっているのではないかということです。

木村　細胞という生命に特有なものに「気」が働きかけることは、「気」が生命体としての生物と本質的に関連していると考えてよいでしょうか。

宇城　「気」が生命体の細胞に働きかけるのはもちろんですが、無生物にも働きかけることができているので、むしろ全体を包んでいる時空に何らかの変化を与えていると考えたほうが良いかもしれませんね。

下澤　無生物というと、先生がよく見せてくださる帯や棒が伸びたり縮んだりする検証がまさにそうですね。それとこれもよく懇親会で拝見しますが、グラスに注がれたシャンパンが、「気」を通されたグラスだけ勢いよく泡が湧き続けるとか。

先生はその場の空間というか、時空をコントロールされていて、その場にいる人や物がその時空の変化に影響されているということでしょうか。

宇城　「気」が時空に働きかけているのは間違いない事実ですが、その時空内で起こる現象について述べる前に、まずこの「時空とは何か」を考えてみたいと思います。

普通、私たちは、どこにいてもその空間は固定され止まっているように感じていますね。しかし現実的には地球は時速10万7千キロで太陽の周りを公転しつつ、かつ自転しています。そして時間というものも止まってはいません。この速さは知識として知っていることですが、現実としてこの地球が回っていてかつ時間が止まっていないことがわかる身近な現象は、太陽が東から昇り、西に沈む流れの中で、朝、昼、夜が毎日繰り返されているという事実です。これは理屈抜きに誰もが感じていることです。

ですから私たちがいる「時空」というのは、空間だけで存在することはあり得なくて、この「常に動いている時間」の中に空間は存在しているということです。すなわち「時間の中に空間がある」、そういう場として、私は「時空」を捉えています。まさに、「気」は知識や理屈での時空ではなく、この実感としての時空に大きく関連していると捉えているのです。

下澤　先生は、紀元前5世紀頃の古代ギリシアの哲学者ヘラクレイトスの「同じ川には二度入れない、なぜなら川は常に流れ続けているから」という言葉をよくお話しくださいますが、まさに時間がつながっていて止まっていないということがよくわかります。

これに対し科学で言う時空、私たちが通常意識で捉えている時空は、前後の関係性も全体との関係性もぶつぶつ切られた死んだ時空に感じます。そして一度バラバラに切ることで死んでしまった時空をつないでも、死んだ時空にしかならないように感じています。

木村　先生のおっしゃっている時間、空間は普通のものとは違うように思います。機械で刻める時間ではなくて、身体で感じる時間というか。先生がいつもおっしゃるように好きな人といる時間は短くて嫌な人とだと長いという、伸び縮みする時間、体感する時間、空間も同じで、先生はそういう意味での時間空間を使って表現されているのではないかなと思っています。

宇城　そうですね。私の場合、「気」によって実証する事実が先行しているので、その説明として言葉を使っているのですが、時間について言えば、ギリシアで生まれたクロノス、カイロスという二つの時間概念を使って説明するとわかりやすいですね。

クロノスは絶対的な時間として1日が24時間であるように、日常の目安とか約束ごとの基準としてすべての人にとって同じく流れていきます。もう一方のカイロスは相対的な時間として、個々が体感する「主観的な時間」のことです。まさに好きな人といる1時間と嫌いな人といる

1時間では、その長さが変わるように。このカイロスという時間は人生のあり方の基盤にもなり、非常に大事だと思っています。

楽しい時間、苦しい時間、幸せな時間、辛い時間もまさにカイロス時間とも言えますね。そのカイロス時間に大いに関係しているのが「心」なのです。

「脳」でもカイロスに関わる機能があるのですが、脳のカイロスはバーチャル的であり、一方、心は現実的で、その心は逆に脳にも影響を与えます。

木村　脳がバーチャルとは、たとえば目で見た景色は、脳の中で再構築されたものを見ているとよく言われますが、それと同じで、時間もまさに脳はバーチャルに捉えているということですね。しかし心はバーチャルではなく、時間をありのままに捉えているということでしょうか。そしてその心は脳に正しい現実を教えることができる、ということでしょうか。

宇城　そうですね。脳にインプットされる情報というのはいろいろありますが、その多くは「意識的」に取り込まれるものです。しかしこの意識的にインプットされた知識や情報は、そのアウトプットにおいての使い道は「意識的」になり、したがってその動作は部分体となり、居つきが生じ、身体動作に支障をきたします。

これに対し五感すなわち視覚、聴覚、触覚、味覚、嗅覚からの情報のインプットは無意識によるものなので、アウトプットもまた無意識の動作を生み出します。ここで五感と言っているのは自然体で入ってくる情報のことで、意識を働かせていない時に、という意味です。

この五感以上に重要なのが「心」のあり方です。心は目に見えませんが、そのアウトプットの行動によって見ることができます。困った人を見て「かわいそうだな」と思うのは心みたいですが頭でつくられた〝心〟で、実はバーチャルです。しかし困った人を見て「どうしましたか」と傍に寄っていって声をかけ寄り添う行為は心です。もちろん相手に寄り添うというのは頭で考えてでもできますが、あえて心と頭を区別したのは、同じ寄り添う行為でも、頭と心ではその人の身体に起こる変化に「差」が出るからです。

その差とは、頭の行為では身体に起こらない変化が、心の行為だと身体が重くなったり強くなったりなどの変化が起こることでわかります。しかも、心の行為の場合は自分だけでなく相手にも同じ変化が起こるのです。こういう変化は身体を通すと明確にわかりますが、理屈では決してわからないことです。これが、まさにわかりやすい「心」の証です。

木村　それは道塾でも検証しました。「どうしたのですか」と寄り添っていった人を後ろから持ち上げると重くて持ち上がりませんでした。その時、具合の悪そうにしている人を持ち上げても、同じように重くて持ち上がりませんでした。ところが素通りしたり、心なしにただ近寄ると、その人も具合の悪そうな人も、簡単に持ち上がってしまいました。

宇城　今の例は道塾でよくやっている検証ですが、明確な変化の差がわかりますよね。

ところで、空間（ｘｙｚ）に時間（ｔ）を合わせた４次元の世界のことを「時空」と言いますが、「時空」とはつまり、時間の「間」、空間の「間」の「間《ま》」と捉えています。すなわちそれは時間意識の間であり、同時に空間意識の間であり、その両方を合わせたものが、日常でよく使われる「間に合う、間がもたない、間が抜ける」・・・などの「間《ま》」です。とくに武術で言う「間を制する」とは、この４次元の中で、あらゆるものと調和し融合し、先《せん》を取ることだと捉えています。

　この「間」の取り方をあえて言葉で言えば、「時空」において「時間」を先行させることによって、時空、すなわち間《ま》にいろいろなエネルギーが生じ、そのエネルギーは調和を生み、空間に溶け込み、つまり境界がなくなり、すべてが自在になると考えています。

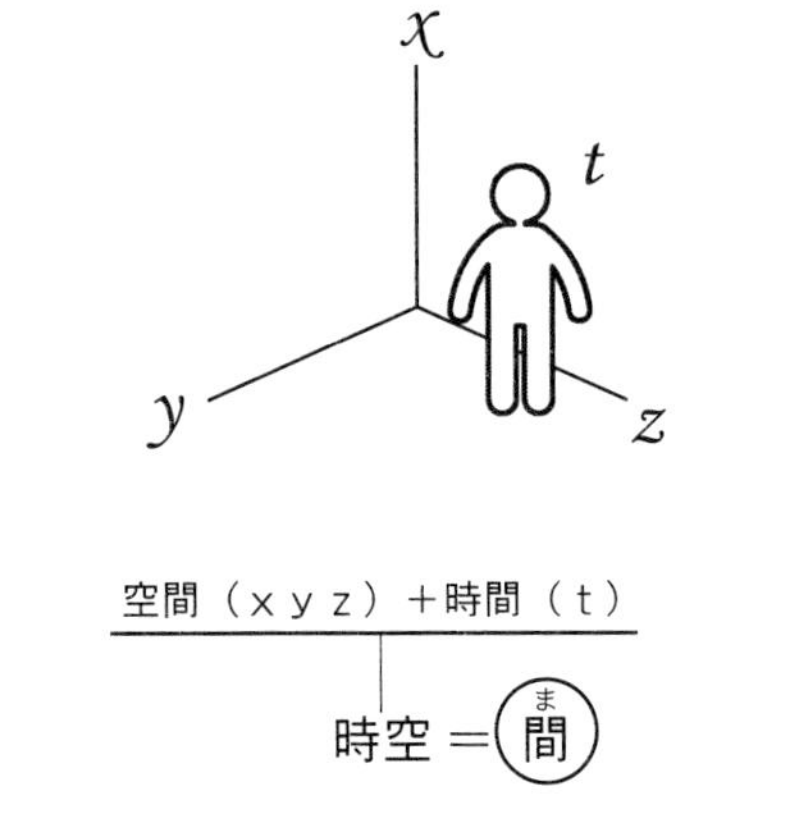

図２．間を制する

　武術はまさに「この時空と調和し、時空をコントロールする身体」すなわち「間《ま》」を制するところにその究極はあります。

下澤　その、時空において時間が先行するとか、時間をコントロールして時空と調和するというのをまさに体験させていただいています。先生は、そもそも時間を伸ばしたり縮めたりされている。それは、先生の「間」に入ると、突然今までと違う流れの時間になり、「あ！」と急に階段を踏み外す感じになります。もしくは、暗闇で歩いていて不意に鉄骨にぶつかるような、そこになかったものが突然現われてぶつかってしまうというような感じです。

先生は非常に細かい時間の目盛りをお持ちで、私たちの持つすごく目の粗い時間の隙間に入られているように感じるのです。

先生との組手の動画をあとから見ても、先生の拳《こぶし》が当たってから、私は反応しています。こういった稽古を通じて、宮本武蔵の「達人のすることは、けっして忙しく見えない。むしろ、ゆったりしている」（『五輪書 風の巻』）という話や、琉球王国時代に活躍した唐手家・松村宗棍《そうこん》が「速さを重視した」という言葉の意味、野球の川上哲治が話したという「ボールが止まって見える」の意味、あるいは白鵬関が「土俵が小さく見える」といった言葉の意味がわかるというか、我々の把握している速さや時空とは違う意味で使っていたのだということに気づくことができます。こういう感覚というのは今の科学では捉えられないと思います。

木村　動画や道塾での空手有段者と行なう先生の実技を見ていると、先生は常に自然体ですっと動いています。動きがとくに速いようには見えないのに対峙する相手の動きの前にすでに動いている現実があります。あの見た感覚とは、先生の身体の時系列の中で、「自在となった時間」が機能しているような気もするわけです。

先生はどんなイメージで時間をコントロールされているのでしょうか。

宇城　そうですね。イメージした時点で時間はストップします。同時に身体の自在は消えてしまいます。これは自分で自覚できます。したがって「イメージしていない」というより「イメージができない」と言ったほうがいいかもしれません。つまり、「気」は細胞に働きかけることができますが、細胞に働きかけている時間とは、100万分の1秒の単位ですから、その時間はイメージできないということです。

ベンジャミン・リベット博士の著書『マインド・タイム』の中で博士は、0・5秒以下は無意識の時間とし、0・5秒以上は意識下の時間だと言っていますが、無意識の世界はまさに無意識なので、本来言葉にできないですよね。ましてや100万分の1秒の時間の世界はとてもではありませんが言葉にできません。しかし「気」によって実際、実証できています。

「気」の世界はリベット博士の時間からすると無意識の時間帯、0・5秒以下の、しかも100万分の1秒の時間になりますが、リベット博士の言っている0・5秒よりはるかに短い時間で、しかもコントロールできているという事実からして、無意識の先にある意識とも言える感覚があります。そういう意味であえて言えば、「超意識」の世界とも言えます。自分の「内面の時間」を無意識下の「超意識」で時空を自在にコントロールしているという感じだと思います。

そうした実証事実から、「気」が働いている時は、「時間」が動いていて、「気」が働いていない時は、時間が止まっているというような捉え方もしています。

「気」は時間とエネルギーに関係していると述べましたが、とくに人間対人間の構図というのは「対立か調和」のメカニズムになっていて、対立は時間が止まり、調和は時間が動いているということが、私が実践している「気」の実証で明らかになっています。また、「対立」には境界があって衝突が生じますが、「調和」には境界がなく溶け込んでいることがわかります。これについては、のちほど詳しく述べます。

「気」とは事象変換を可とするエネルギーである

木村　その、もう一つの「気はエネルギーである」という点についてですが、これはどういうことでしょうか。

宇城　先ほども述べたように、「気」は時間が先行して時空の中で人や物に働きかけ変化させることができるという実証事実から、一方でAからBへというように事象の「変換を可能にするエネルギー」として捉えることもできます。それは重さへの変換であったり、スピードへの変換であったり、力（パワー）アップへの変換であったり、まさに今の常識にないエネルギーを生み出す変換術だとも言えます。

木村　その「変換」とはどういうことでしょうか。

宇城　たとえば、普通に立っている人を後ろから抱き上げると、簡単に持ち上げることができ

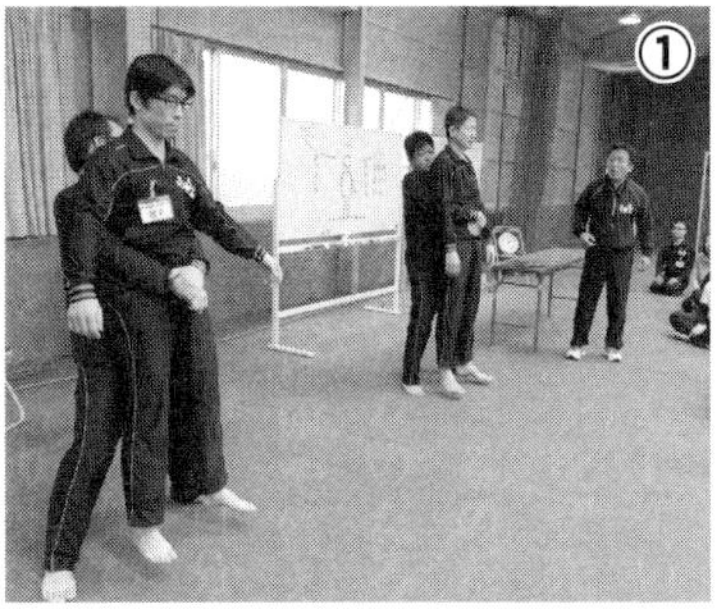

① 通常の場合、相手を持ち上げることができる

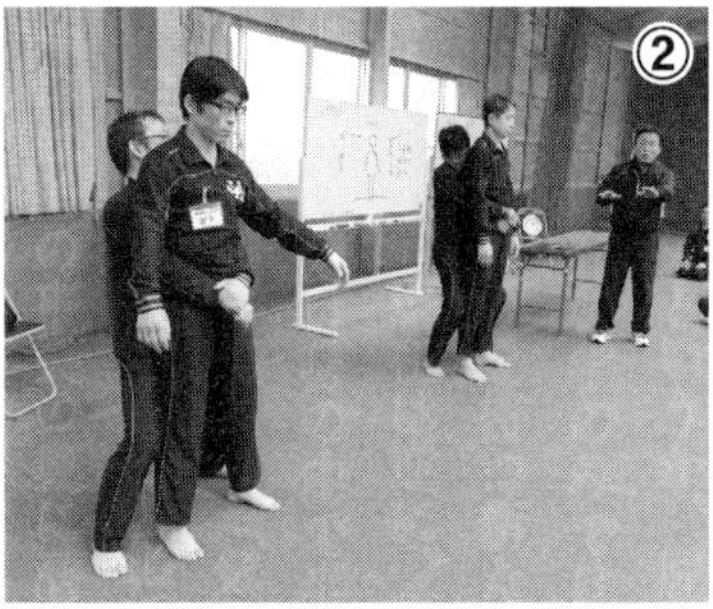

② 気をかけられたとたん、持ち上がらなくなる

ますが、その人に「気」をかけると、とたんに持ち上がらなくなります（写真上）。しかし体重計で測っても数値は変わりません。すなわち体重は変わらないのに、持ち上がらなくなるという変化を「気」は生み出しているということです。この重さの変化が「変換」ということです。

下澤　確かに、先生に「気」をかけられると、さっきまで抱き上げられた人が、とたんに持ち上がらなくなります。とても不思議です。この体重は一定にもかかわらず重たくなるとはどういうことでしょうか。

宇城　不思議ですよね。実際体重は変わらないのに重たくなる。考えられるのは、眠っている人を持ち上げようとすると「重たい」と感じるのと似たような現象に思えますが、検証している人は眠っているわけではないので、それとは少し違うように思っていて、「気」による重さの変化はむしろ「重力」に関係していると考えています。

眠っている人が重く感じられるのは、身体がある意味素直に受動的に重力の影響下にあるからですが、「気」は逆に能動的に重力に対して働きかけることによって重たくさせるという点で、大いに異なると思います。

先ほど「気」はAという事象をBという事象に能動的に変換する「変換エネルギー」と言いましたが、「気」によって身体の細胞に働きかけ、砂鉄と磁力の関係において磁力に引き付けられるが如く、全細胞が地球の磁石に引き寄せられるように、かつ地球の重力の通り道を作っているという論理で、重力によって重さを変化させることができているというのが私の仮説です。

ただ仮説と言っても私の場合は、そういう「変化」を実際に起こしている事実があるので、あえて仮説とは区別して〝絶対仮説〟と言っています。

木村　先生に「気」をかけられると重くなるだけではなくて、身体自体がしっかりしてくるような感じがあります。床に根が生えるというか、つながるというか、土台がしっかりしたな、という感じがあります。日常において、緊張したり、焦ったりした時に感じるような「地に足がつかない」「体が浮く」といった身体感覚とは真逆です。

宇城　そうですね。実は重たくなるだけでなく、身体がしっかりしてくるような感じがするというのは当たっているんですね。つまり体重が一定で「重たくなる」ということは、体積は同じままなので、重さ＝体積×密度の関係で、それだけ身体の密度が高まった変化が細胞に起きているということです。

その証拠に床に寝た状態で「気」を通された人の身体に乗っても、身が詰まっているようになっていて痛がらないのです。また実際にその人をつまんでみても、つまみづらくなっていて、それで身が締まっていることもわかります。つまり体重が同じで重たくなるという変化は、身体の密度が高くなるということなのです。重さや密度の度合いは、「気」の度合いによって変わってきます。すなわち重力の力を取り込めば取り込むほど、高まりますね。

下澤　『ワープする宇宙』でリサ・ランドール氏が「目に見えることも感じることもできない5次元世界の存在を私たちが確かめられる唯一の方法は、おそらく重力を通じてというものでしょう」と述べていますが、先生と組手をした時に、「ゆっくりなのに速い」とか、「自分の攻撃は届かないのに、先生の攻撃は届く」など、時空がゆがんでいるとしか言いようがない感覚を感じます。時空のゆがみ＝重力だとするとなるほどと思います。

エネルギーの法則としては、アインシュタインの $E=mc^2$ という方程式がありますが・・・。

宇城　アインシュタインの $E=mc^2$ というのは、あまりにも有名なエネルギー法則の方程式ですが、この理論は原子核反応による原子爆弾の基にもなっていますね。

広島に投下され、14万人もの人の命を奪った原爆では、その爆弾に詰められていたウラン235は、50キログラムのうち実際に消失した質量はわずか0・7グラム程度でした。このわずかな質量で莫大なエネルギーを生んだわけです。

この仕組みこそがこの式の意味するところなのですが、つまりどういうことかと言うと、m（質量）が変わるとE（エネルギー）が変化し、E（エネルギー）が変化すれば、m（質量）も変化するということです。そしてこれらの変化には c^2 すなわち光速の2乗を介しているので、その差は大きいということを示しています。

これと同じような変換を、私は「気」によって実証しています。先ほど立っている人に「気」をかけると、その人が重くなっている事象について述べましたが、実は、その人は重くなっているだけでなく（m）、強くも（E）なっているのです。

それを以下のような検証で説明します。

検証 重くなった人は、手を掴んできた人を簡単に投げることができる。（写真47ページ）

すなわち、「気」を通すことで、重くなる（m 質量の変化）が起こり、その結果、掴まれたら投げられる（E エネルギーの変化）を生んでいるということです。

逆からの検証も可能です。「気」をかけられて瞬時に強くなって相手を投げることができた人を後ろから持ち上げてみると、前より重たくなっている、つまりエネルギー（E）を得ると質量（m）も変化している、ということを実証しているのです。

木村 その検証は本当に不思議なのですが、我々が道塾で間違いなく体験していることでもあ

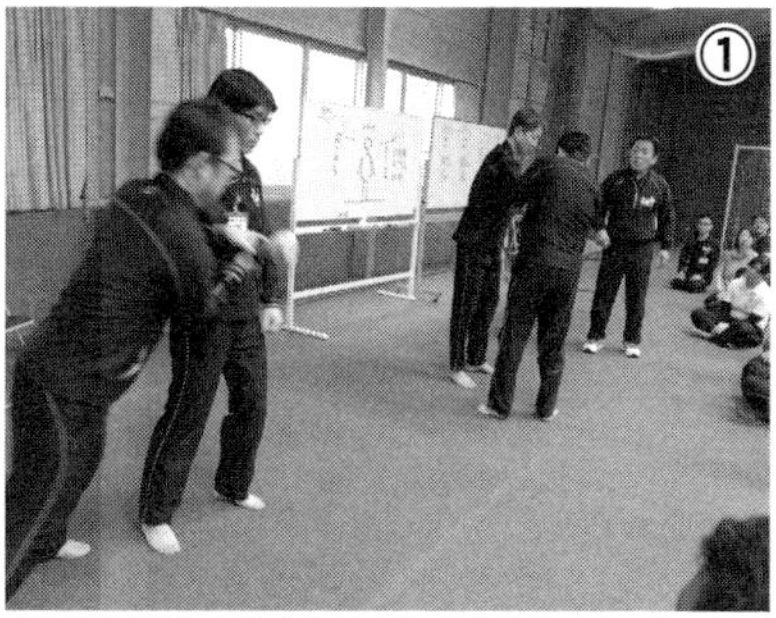

①「気」を通され重くなった状態では、手を掴まれても・・・

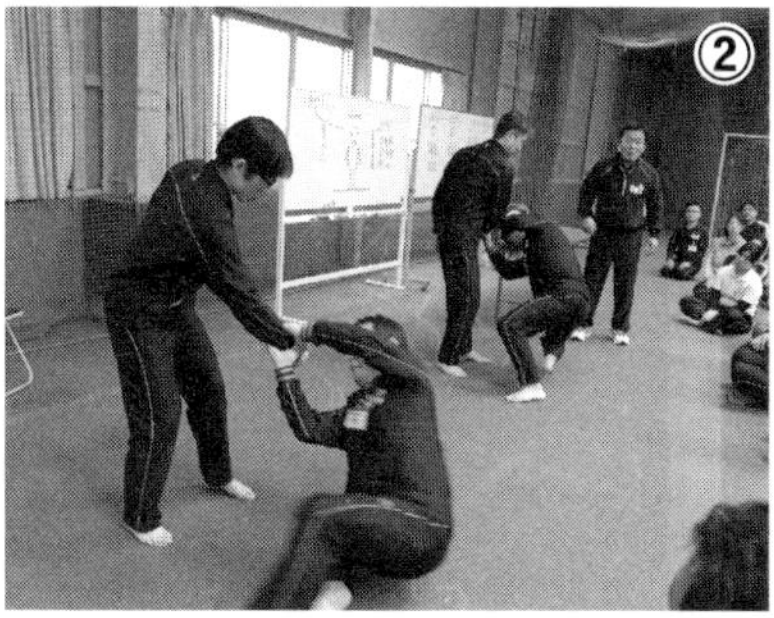

② 簡単に投げることができる

ります。先生はあえて科学の「用語」、あるいは「言葉」を使って、先生の「気」の世界の説明を試みてくださっていますが、理屈の世界にどっぷりつかった私たちには、たとえば重力に働きかけると重くなって、エネルギーと質量の両方が変化するというのが、体感上の事実はもちろん認めていても、どうしても混乱してしまいます。もし、先生独自の表現をされるなら、どんなふうに表現されるのでしょうか。

宇城　そうですね。「気」による体験は皆さん自身が持っている知識外のところにある現象なので、体験しているにもかかわらず、どうしても頭での混乱が起きてしまうんですね。したがって実証体験の後追いの説明として、できるだけわかるような言葉を選んで使っているのですが、「自転車に乗るにはどうしたらいいですか」という質問と似ていて、やはり説明のしようがないところがあります。

私は「気」については、「気」による実証事実を基にストーリーを作っていくのがいいのかなと考えています。科学で考えるから理屈的になってかえってわかりにくくなる。たとえば「幸せ」を脳科学や精神分析的な科学で考えても意味がないですよね（笑）。それと同じで、いくら素晴らしい理論を並べたとしても、実証という事実の中にある真実には及ばないと思っています。

私の言っているストーリーとは、一つが、今の科学では実証できていない現象に対して、「気」で実証している側から見ての事実現象ストーリーであり、もう一つは、今の科学ではひょっとすると半永久的に答えを見出せない、しかしすでに存在している宇宙の神秘に対し、どう向き合うかのストーリーです。後者のストーリーには、ロマンと夢と、希望があります。つまり創造です。

どちらのストーリーにしても、今の科学では実証できていないという意味では同じですが、最初のストーリーは、「気」によって現に今、実証できているという点で、今後の科学にとってのヒントになると考えています。まさに、このストーリーは「未来科学」へ向けた提案であると考えているのです。

木村　「未来科学」へ至る道にはストーリーが必要ということですね。

宇城　そうです。理屈の科学を現実に生かすための実証事実を基にしたストーリーということです。すなわち科学の成果とは何かということです。「気」は現実に生かすことができます。効果をもたらします。さらには未来への提案をしていけるエネルギーであり、まさに「今」の中に未来が内包されているということです。

下澤　「今の中に未来がある」とはつまり、「今」のあり方を変えると、未来が変わるという意味で、今の実践、行動が大事ということでしょうか。

宇城　そうですね。本来、存在する時間というのは今の一瞬一瞬の経過でもあるのですが、実は今の一瞬の中に未来が内包されていることが実証事実からわかります。わかりやすく言えば、未来の先取りとでも言えるのですが、そういうことがあり得るのですね。いずれにしろ、「実証先にありき」は現実的であると同時に、今の中にある未来時間を先取りしながらも「現実目線」でものごとを捉えていくということでもあるのです。

一方でそれは人間とは何か、もっとわかりやすく言うと、生き方、生きているとはどういうことかを常に土台にする考え方にもつながっていきます。つまり、科学先にありきでなく、人間先にありきなんですね。そうすると言葉も現実的な言葉となり、生き方にも大きく影響していくと思います。

木村　なるほど。そういう科学の捉え方はとても新鮮だと思います。科学が人間のあり方から乖離《かいり》してしまっている今、そうした先生の、実践事実に基づく視点は、今の科学に必要なことではないかと思います。

するると、先ほどのエネルギーのお話をストーリーにすると、どのようになりますでしょうか。

「気」は調和を生み出す源泉である

宇城　先ほどのアインシュタインの方程式 $E=mc^2$ について、一説にはアインシュタインは「この方程式は愛の爆弾を表わしている」とも書き残していると言われていますね。その真偽はともかく、私はこの $E=mc^2$ の方程式が一方で「愛の爆弾だ」としたことは「名言だ」と思うし、それはまたひとつのストーリーでもあると思うのです。なぜならば、「気」はまさにこの方程式を裏付けているところがあり、「愛の爆弾」であることを実証できているからです。その実証はよく宇城道塾、空手実践塾などでもやっているところですが。

木村　はい。先生に「気」を通されると、我々の身体が瞬時に相手と調和するという検証ですね。つまり、「気」を通されると、相手と調和し対立がなくなってしまうという・・・。

下澤　空手では、「気」を通されたとたんに投げ技などが容易にできるようになります。力でやるとまったく倒せないのにです。自分を包み込む空気が変わって、相手の動きがゆっくりはっきりと見えて自分の身体も動くべき場所に自然に動けます。

仮に4、5人に掴まれて押さえ込まれそうになっても、身体が抜け出せる方向を自然に教えてくれます。何と言うか、その時の自分は、相手も稽古場も、すべてを包み込んだ全体が自分であるかのように感じるのです。でも「もっと派手に投げてやろう」と意識した瞬間、自分が元通りにしゅっと縮んで、技がかからなくなってしまいますね。

宇城　空手の組手などで重要なことは、相手と対立するのではなく一体となる。つまり調和することによって、境界線をなくし、時空に溶け込むことによって相手の動きの先を取るということです。それが自己と他との境目がなくなるということにもなり、相手の力は逆に利用できるんですね。

現在の空手や剣道などは対立構図で成り立っているようなものですが、江戸時代の剣術書などはその対立構図を最も戒めていますね。

木村　「対立」は、日常で他人と争ったり、衝突する場面を経験することもある現代人にとってある意味わかりやすい世界かもしれませんが、先生の言う「調和」とはどういうものなのでしょうか。人と話をする時も席の配置で関係性が変わったりしますが、「調和」というのはそういうものも含んでいるのでしょうか。

宇城　席の配置でというのは、幾何学的調和のことで狭義の世界での調和ですね。もちろんそれに対して幾何学的対立もありますが、ここで話をしているのは、もっと大きな世界の調和と対立のことです。

その「調和」というのは、先ほどからも述べているように、相手や周りと仲良くする、溶け込んで一体になる、そのことでそこからエネルギーが生まれるといったことを指しています。それは「気」によって対立構図を解くと調和融合し、今の常識では考えられないようなことが実際起きることからもわかります。ところが日常においてはどちらかというと対立構図が多いですね。とくにスポーツなどはそうですね。こうした対立はエネルギーを消費はしてもエネルギーを生みません。

この対立構図を解くには、「気」を使わなくても、日本文化としての所作や躾的な所作などでも解くことができます。

木村　それは道塾で教えていただきました。1人と4人が対峙して、向き合った人同士が手を握り合い、前の1人が4人を引っ張る実技。自分のほうに力で引っ張ろうとしても1対4なので当然かないません。しかし先頭の人の斜め前あたりに立って相手の肩に軽く左手をポンと置くようにしてから、「こちらに一緒にどうぞ」というようなイメージで右手で引くと、実にあっけなく楽に引き寄せることができるようになります。
この実技では簡単な肩をたたく動作だけでその大きな違いが出ることに改めて驚きを覚えました。人と人との関係をいとも簡単に一瞬で変えてしまう力を、身体で行なう所作や動きが持っていることの意味を考えさせられました。

下澤　そうですね、一般的には対立の場のようなところでも、丁寧な礼をすると、そこに対立構図がなくなるのがわかりますよね。

宇城　そういうように日常の所作のあり方でも相手との関係性が変わってくるわけです。常識では体重は変わらないと思っても、実際は「礼」という所作をすることで、重くなる。それは、地球の重力と調和して重くなる何らかの仕組みがあるのだと思います。つまり対立から調和に移行することで、エネルギーを生んでいるということです。だから掴んできた相手を投げることができる。

逆に礼の代わりに「よっしゃ！」と気合を入れると、身体は軽くなり相手とぶつかり、投げることはできません。まさに対立構図になっているからなんですね。

木村　調和がエネルギーを生むということを、もう少し具体的にお話しいただけますでしょうか。

宇城　言葉より実証のほうがわかりやすいので、実証例を通して調和がエネルギーを生むということの説明をします。

実証　たとえば、２人１組になって相手とハグをします。この時にお互いに仲良くする気持ちでハグをすると、第三者に横から押されてもまったくゆらぎません（写真54ページ①②）。と

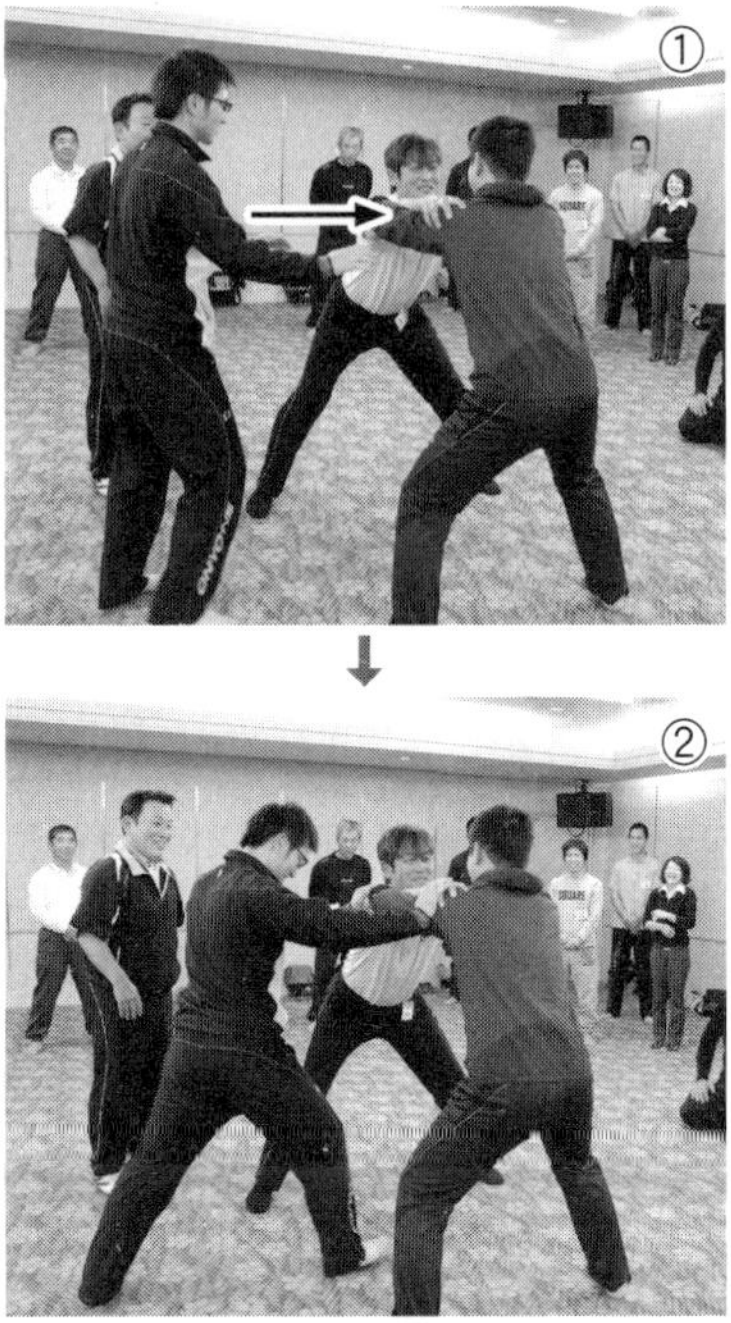

① 組み合った２人が仲良くする・・・
② 横から押されても ⇒ **強い**

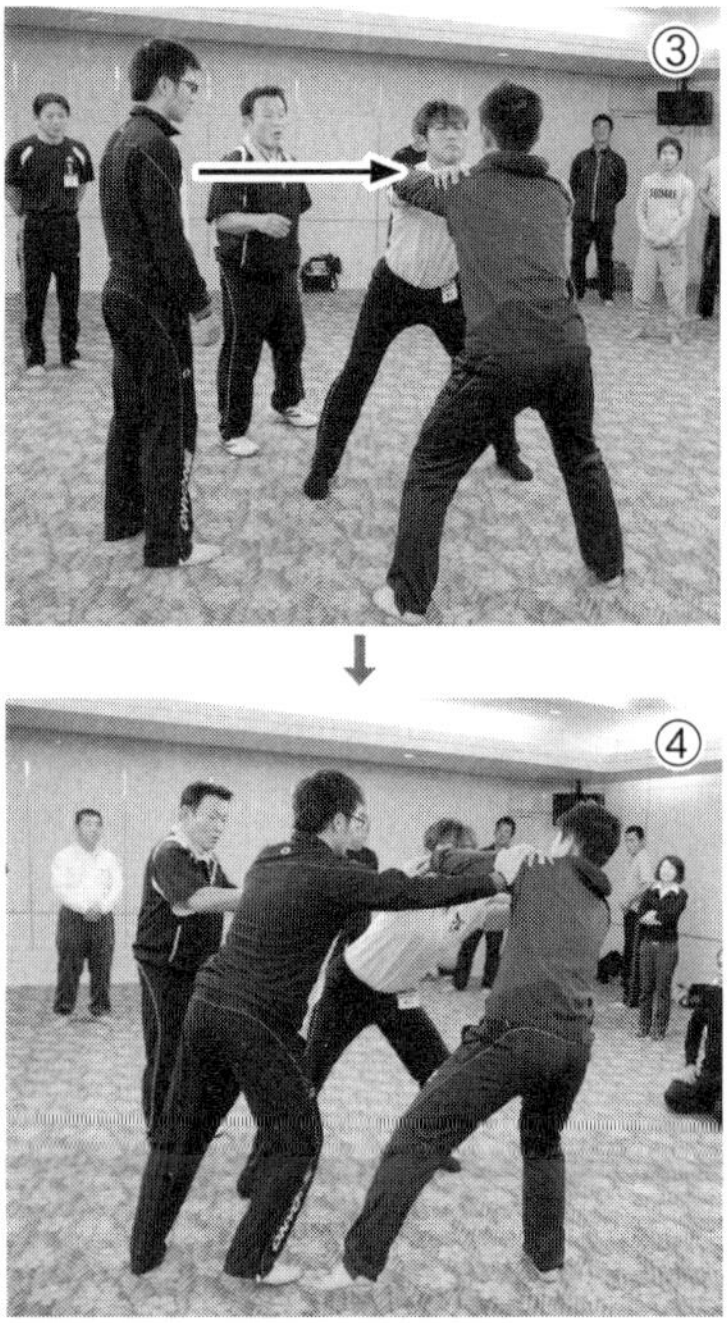

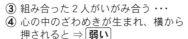

③ 組み合った２人がいがみ合う・・・
④ 心の中のざわめきが生まれ、横から押されると ⇒ **弱い**

ころが、逆にいがみ合う気持ちでハグをすると、同じように横から押されたとたんに崩れてしまいます（③④）。

「仲良くする」は調和であり、「いがみ合う」は対立です。仲良くするハグは「強くなる」というエネルギーを生みます。

またこの調和のエネルギーによる力は、連鎖、すなわち融合を生んでいきます。たとえば、今までの常識であれば、誰かを力で投げたとしたら、投げられた人は「投げられた → 負けた」で終わりますが、「気」

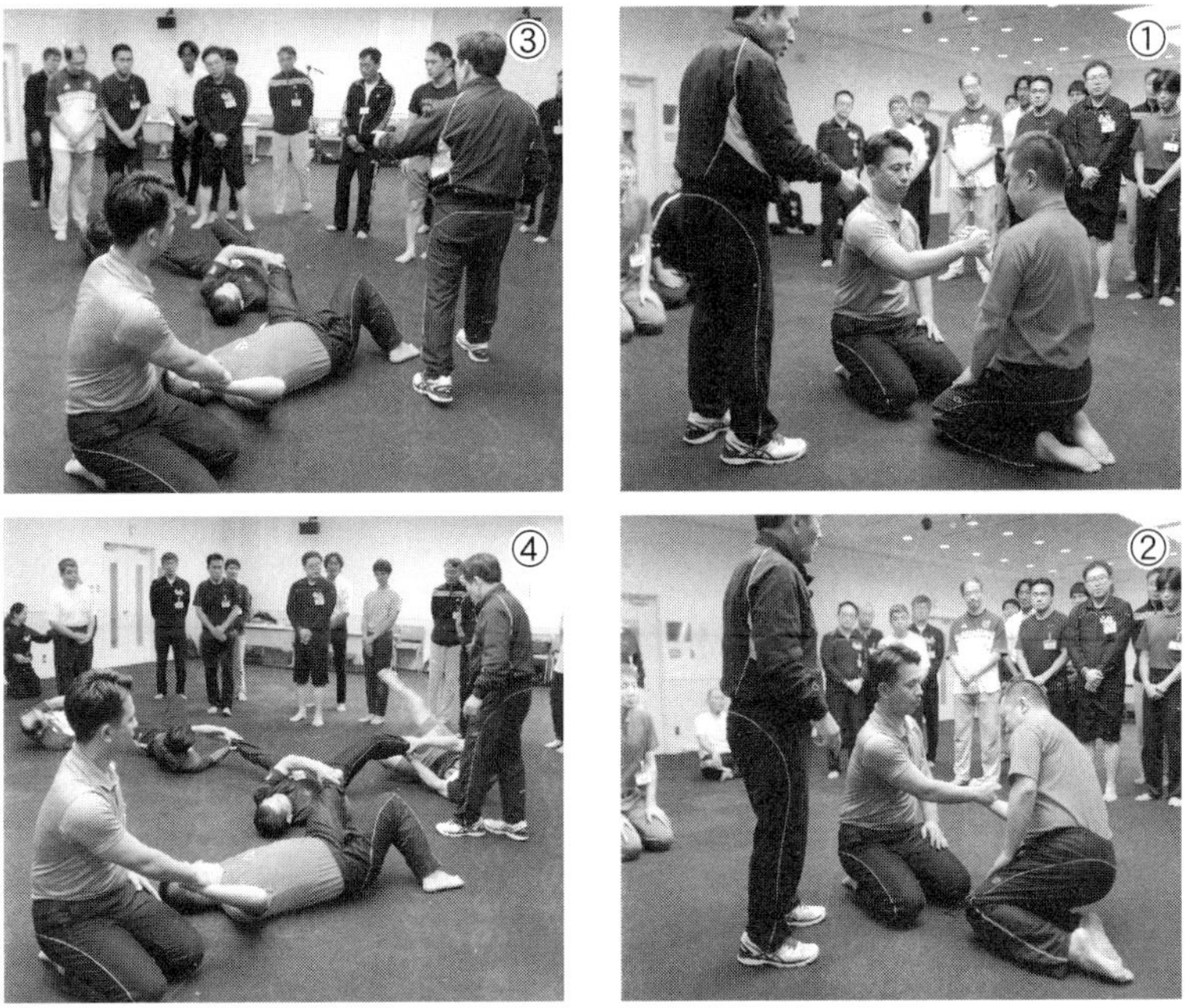

── 気の連鎖 ──

① 1 人が「気」を通され・・・
② 相手を投げる
③ 投げられた人の足を掴んだ人も投げられ・・・
④ 投げられた人がまた次の人を投げる、というように次々に連鎖していく

による、すなわち調和による投げは、「投げられた→負けた」ではなく、投げられた人がまた次の人を投げることができ、また次の人が次の人を投げるという具合に続いていくのです。

それは、まさに調和が生み出しているエネルギーによって起こる連鎖です。（写真上）

下澤　この調和のエネルギーを初めて体験した時は感動しました。昔の自分であれば、空手の稽古では、相手を投げた、投げられたという関係としか捉えられなかったのですが、この稽古を通じて「勝った、負けた」の関係性から自分が離れたことを感じます。それは身体がそう感じたから、知らず知らずにそうなっている自分になったのかなと。

木村 たしかに、「投げられたら終わり」という感覚がなくなるというか。こういう体験をして、ものの見方のスケールが大きくなったように思います。

下澤 そうですね。関係だけでなく時間と空間のスケールも大きくなるように思います。「投げた」時に、自分のスケールが小さければ、ただ「投げた」で終わりますが、その投げ技ができるには、まずは礼が大事、礼が大事ならば、日常が大事、稽古の前後の自分のあり方も大事、というように、いろいろな方向に膨らみ、広がっていくのを感じています。先生が「道場の稽古だけでは上達しない」とおっしゃっていた意味がやっとわかったように感じます。

宇城 そうなんです。広がりながら中心が濃くなっていくという現象が内なる自分に起きるのです。

時空を変化させる「気」の世界

下澤 先ほど「気」は時空に影響を与えるというお話がありましたが、具体的にどういう「影響」

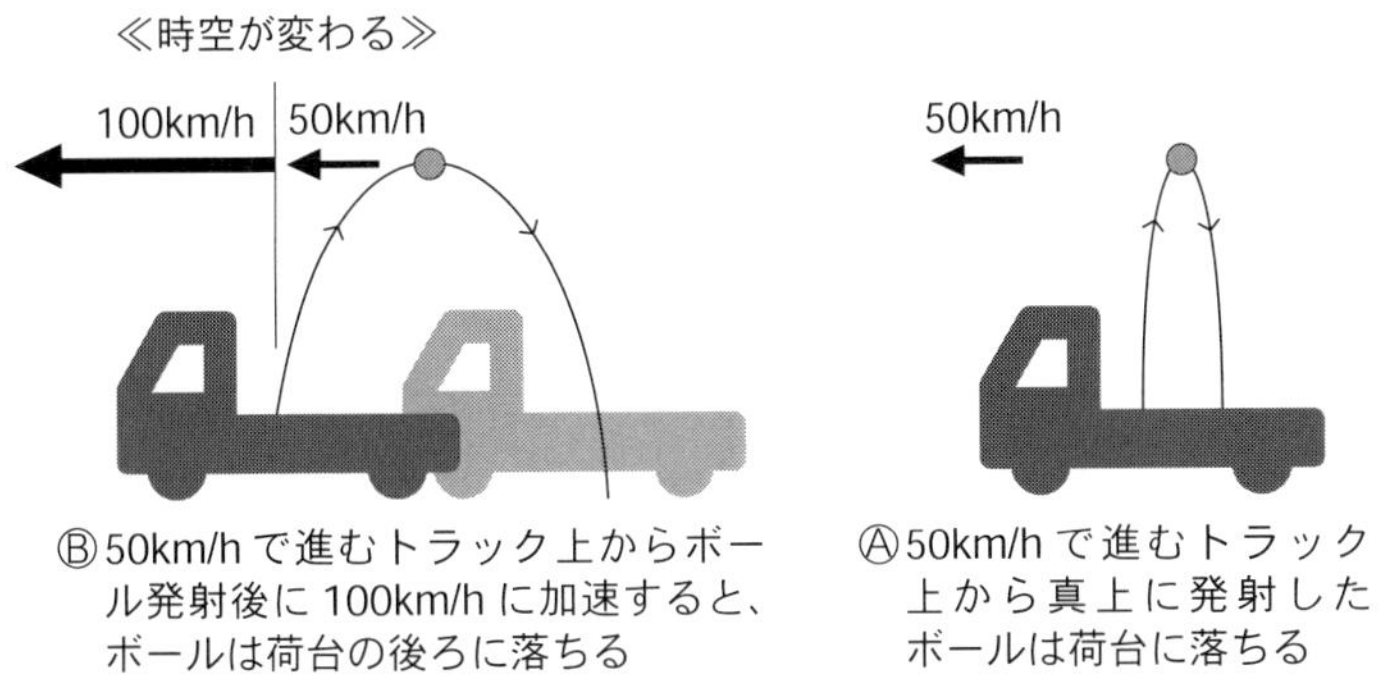
≪時空が変わる≫
100km/h
50km/h
50km/h
Ⓑ50km/h で進むトラック上からボール発射後に 100km/h に加速すると、ボールは荷台の後ろに落ちる
Ⓐ50km/h で進むトラック上から真上に発射したボールは荷台に落ちる

図3．「気」が時空に影響を与える模式図　トラックの加速を例に

があると先生はお考えなのでしょうか。

宇城　以下のような事例で説明したらわかりやすいかと思います。たとえば、今、ここに時速50キロで走っているトラックがあったとして、その上に乗っている人が真上にボールを発射させたとします。そのボールはどこに落ちると思いますか。

木村　それはこれまで学んだ知識から言えば、ボールはトラックの上に落ちると思います。ボールも車と一緒のスピードで動いているとされているからです。

宇城　理屈ではそうですね。これは実際に実験をしているからわかっていることですが、空気抵抗があるから、だいたい50センチくらい後ろに落ちます。この「ボールもトラックも同じスピードで動いている」というのは、すなわち、新幹線の中でボールを上に投げても同じ所に落ちるのと同じで、「同じ時空」にいるということでもあるのです（↓図３Ⓐ）。

　ところがボールが発射された後に、トラックが時速50キロのスピードからいきなり時速１００キロのスピードに上げたとしたらどうでしょうか（↓図３Ⓑ）。

下澤　その場合はボールはトラックの上には落ちずに、後ろに落ちてしまうと思います。

宇城　そうです。なぜ後ろに落ちてしまうか、この場合はボールを発射される時と発射されたあとでトラックのスピードが変わるからですが、これがすなわちボールにとって「時空が変わる」ということです。

　このような例を具体的な空手の組手の事例で説明しますと、組手で対面している時は同じ時空でも、そのあとに時空を変えると、先ほどのトラックの上に投げられたボールと同じようなことが起こります。相手からすると、いると思った所にいないので攻撃してもスカをくらってしまうようなことが起きます。

木村　つまり、我々をボールに譬えるとすると、ボールが上から戻ってきた時には、先生はすでに先に行っていて、そこにいないというような感じでしょうか。

宇城　理屈ではその通りですね。すなわち身体動作としての速い遅いではなく、自分の内面を変化させ時空を変えるということです。こういう現象は言葉では説明できませんが、大切なことは言葉ではなく、それを実証する、それを体験するということですね。

下澤　先生との組手をやる時の体感を思うと納得がいきます。先生のことは見えているのに、届くはずの拳が届かなくなったり、急に先生が見えなくなったりします。

宇城　海外での空手セミナーでもよく聞かれる感想ですね。いるはずなのにいないとか、気づいた時は打たれているとか・・・。まさに時空の変化の中で起こっている現象なんです。

新幹線の中でボールを投げても時空は一緒なので普通にキャッチボールができますが、新幹線の屋根に穴があいていて、そこから上にボールが上がったとしたら、ボールはとたんに吹き飛ばされますね。おそらくそういうふうにスピード、時間が瞬時に変わる、そういう「変化」が「気」によって時空にもたらされているということです。

下澤　よく先生が行なわれる検証に、２人が手をつないでぐるぐる回っている時に、先生がそこで「気」をかけると、とたんに回転がパワーアップするという検証がありますが、あの検証などは、まさに瞬時に時空が変わるのがリアルタイムで体感できます。

木村　そうそう。この検証の時、自分たちが回っているはずなのに、「気」を通してもらうと自

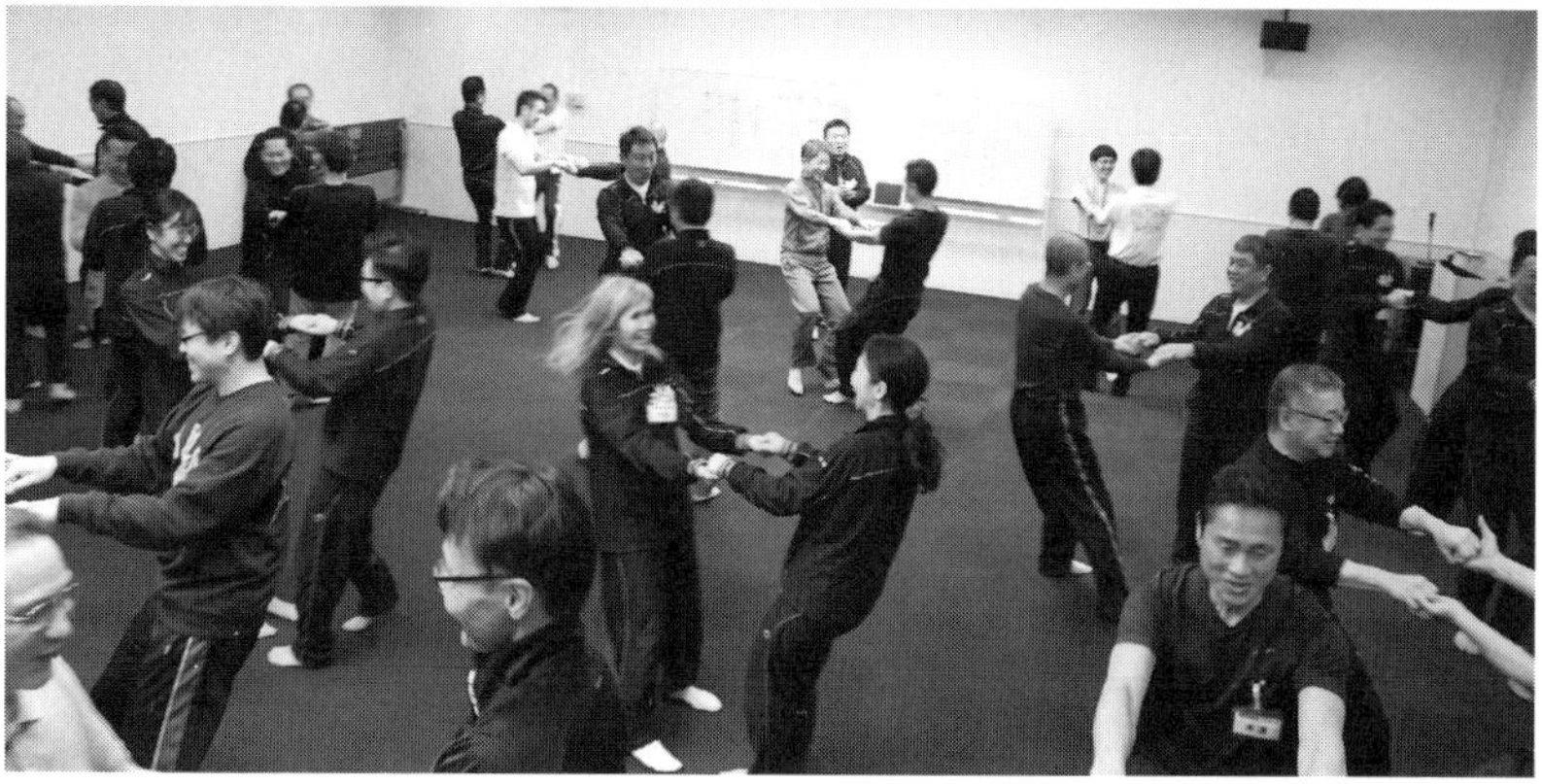

二人組で手をつなぎ、ぐるぐると回る ➡ 「気」を通したとたん、経験したことのないようなスピードで回りだす

分たちは止まっているように感じ、周りの風景が流れ始めて、相手以外は見えなくなります。何か2人の互いに引き合う力が推進力になるような感じで。

下澤　先生にエネルギーをもう一段上げられると、さらに回転速度は上がりますが、手が離れることはありません。身体は熱くなり、しかも何十組も同時に回っているのに互いにぶつかることもないのが不思議です。

宇城　そうですね。「気」を通したとたん、今まで体験したことのないようなスピードで回転しだし、皆から「ワァー」という声が一斉に上がるので、その変化が一段とよくわかるのですが、思わず声が出るというのは自分に予期しないことが起きているということなんですね。

この回転がまさに地球は回っているのに、私たちはその動きを直に感知することはできないのと一緒ではないですかね。２人でぐるぐる回る検証はそれを凝縮した感じになるので、経験したことないような速さに思わず声も出るんでしょうね。つまり小宇宙を表わしていると思いますよ。

下澤　回っている時の２人の関係は地球と太陽の関係のように、つながって一つとなっていて、まさに小宇宙という感じがします。最初に自分たちで回っている時は、ただ別々の２人の人間が回っているだけだったのが、先生が「気」を通すことによってそこに境目がなくなる。２人で一つになっているからこそ、回ったあとにお互い投げ合う検証をすると、お互いが簡単に投げることができます。力で投げるのではなく、今まで知らなかった未知のエネルギーが生じているように感じます。

先生は、「気」を通して回転を加速させる時、一体何をされているのでしょうか？

宇城　「気」をかける時、私が何をしているのか、あえて言うなら自分の内面を変えているのです。内面の変化によって時空が変わるからです。その時空にみんなが包まれ、すなわち調和するのだと思っています。それはつまり個々の身体を構成している37兆個の細胞が時空の「気」のエネルギーをキャッチしているということだと考えています。

細胞は１００万分の1秒という時間を持っていて、その細胞に時空を通して働きかける事ができる「気」は、さらにそれ以上の速い時間を持つ必要があります。その時間を持っているのはまさに宇宙時間しかありません。

この宇宙時間を「気」というエネルギーに変換し、宇宙と人間のつなぎ役をしているとも考えられます。私はこの宇宙時間を取り込む「気」が細胞をコントロールしているのではないかと推測しているところです。

先ほど「あえて言葉で言えば」と注釈をつけましたが、そもそも細胞の持つ時間の速さは100万分の1秒であり、私たちは0・1秒の時間でも、そこで起こる現象を捉えることができないので、言葉などで表現できるとは思えないです。できるとすれば、それはあくまでも理屈の世界と言えます。

下澤　はい。たとえ言葉で表現していただいても、きっとわかった気になるだけだと思います。言葉というより、イメージでお聞きしてもよいでしょうか。その、内面を変えるというのはどのようなイメージでしょうか。

宇城　イメージですか。「思う」というか、「思うでもない」というか。今言ったように適当な言葉が見つかりませんが、何かが出ているのは間違いないんですね。しかしやはり思うもイメージもしていません。言葉にするというのはその時点で耳を通して脳にインプットされるという手順ですが、その脳の中に未知のことに対する捉え方があればいいのですが、たいていは自分の脳の許容範囲での理解、つまり知識で知っていることとの照らし合わせでの理解となり、結局は頭で理解はできても、実際はわかっていないことのほうが多いですね。

ただ、皆さんは「気」による検証を見たり体験したりしている時に、「空気が変わった」とよく表現していますが、目に見えないはずなのに、空気が変わるのが見えているんですね。伝書鳩はレースの時、初めての知らない土地からでもちゃんと鳩舎に戻ってきますが、それは目のレンズを通して見る以外の見え方があるからですね。それと同じで、皆さんも、事実、目に見えない「何か」が確実に出て行き、作用しているのを捉えている。つまりそういう何かが伝わっているということでしょうね。

このあたりの説明になると、今の科学では到底説明できない世界なのですが、まさに「百聞は一見にしかず、百見は一触にしかず」の世界です。これは誰にでも体験して感じることができるので、身体では納得できると思います。

下澤　『フィールド　響き合う生命・意識・宇宙』（リン・マクタガート）という書籍で、何もない真空に存在するゼロポイントフィールドというエネルギー場に、祈りの心が作用することで、ゼロポイントエネルギーという膨大なエネルギーが得られるかもしれないという仮説が紹介されています。

先生の検証を体験した我々からすると、「祈りの心」という表層意識がそういった変化を生むという説明には疑問がありますが、〝心〟が時空や物質に影響を与える可能性を科学がなんとか説明しようとしている新しい試みだと感じました。

先生の内面から生じる「『思う』というか、『思うでもない』」何かによって生じる時空のゆがみや高次元の変化を、我々は「空気が変わる」と感じているのだと思います。

宇城　ゼロポイントエネルギー、こういう事象は、理屈よりも実証が一番大事だと覆いますね。実証ができていれば簡単に身体で理解できるのですが、実証できていないから理屈になる、科学のひとつの課題ですね。

下澤　ゼロポイントフィールドそのものがまだ仮説の域を出ていません。しかし心によるエネルギーの創出など、心が現実世界に働きかける可能性を示す科学の新しい取り組みだと思います。

先ほど先生が触れられた、伝書鳩が目に見えないものを見る力が備わっているというお話ですが、生体磁気感覚についても100年以上前からその存在を追求されてきましたが、そうした「科学的」にはあり得ないと言われていたものも、最近の量子力学を発展させた量子生物学により、クリプトクロムがその役目を担っている可能性が高いことがわかってきました。

宇城　心とか脳とか精神という言葉を使う時は、実証は絶対必要条件だと思いますね。その実証ができない限り、説明はまさに憶測であったり、理屈になってしまう。また実証と言っても、科学で言う部分の実験検証とはニュアンスがかなり違っていて、私が行なっている実証は全体検証になるのですね。

下澤　先生はよくゼロ化とか無力化ということを言われ、実際それを空手の組手などで体験させてもらっていますが、あの不思議な感覚はどこからくるのでしょうか。

宇城　ゼロ化とか無力化は、簡単に言うと、相手と対立せず、調和することで接触点が消え、相手と一体になり、つまり、相手と自分が同じになるので、力はまったく不要になるということです。

それには自分の内面を調整しないといけないんですね。いろいろな方法がありますが、たとえば、自分の右手なら右手を10人くらいの人にがっちり掴んでもらい、まったく身動きができない状態で、自分の内面の定点をずらすと、結果、掴んでいる人は無力化（ゼロ化）します。そうすると簡単に投げ飛ばすことができます。

この内面の定点のずらしは、先ほどの走っているトラックからボールを上に向かって飛ばす例のように、時速50キロのトラックからボールを真上に飛ばした時に、いきなりトラックのスピードが時速１００キロ、２００キロになったらボールは元のところに落ちない。つまり時空がまったく変わってしまっている、それと同じです。

しかし一方でそこに思いやイメージや意識があったりすると、内面の定点は、ずらせないのも事実です。

しかしこういう現象というのは実証できることが何よりも重要で、意味がありますよね。つまり理屈ではない。まさに「実証先にありき」が大事なのであって、言葉はあとで補っているに過ぎないということです。

私は、こういう事実に裏付けられた現象を取り上げて、解明をしていく学問がこれから先、大事ではないかと思っています。

第二章

「気」の世界が提案する科学のもう一つのあり方

実証事実から見た科学の課題

下澤　先生は常に現代科学の課題についてご指摘くださいますが、科学の最大の問題はどこにあるとお考えでしょうか。先生は科学を否定しておられるわけではないとは思うのですが、先生の科学観をお聞かせいただければと。

宇城　もちろん科学を否定しているわけではなく、あくまでも科学のさらなる発展に向けてという立場からの話です。今の科学の部分分析による要素還元主義では、物質の最小構成を素粒子としていますが、私は第一章でも述べたように生命体を扱う時、とくに人間を見る時、細胞を最小単位とする考え方をとっています。なぜなら「気」による実証は、そう取らざるを得ない事実を提供しているからです。

　こと人間においては、常に念頭に置かなければならないことは、単なる生命体としての捉え方ではなく、それ以上に、人間の源に「人間とは何か」「生きるとは何か」という視点における哲学、宗教は絶対必要であると思っています。つまり科学といえど、人間を単なる個体という見方ではなく、生きた人間、生物としての見方も必要で、常にその方向に向かっていなくてはならないということです。

下澤　とくに生命科学ではそういうことを念頭に置いてやらないと、それは生きた生命科学ではなく、科学のための科学になるということですね。

宇城　その通りです。現代生物学はその多くの部分において分子生物学となっています。「ネズミを解剖することはネズミを殺すことを意味する。皮肉にもこれが生命科学と呼ばれている」(『Come on! 目を覚まそう!』ワイゼッカー&ワイクマン著)というような矛盾があるわけです。

それと、もう一つの課題として、たとえば、次の問いにどう答えますか。「鶏《にわとり》が先か、卵が先か」という問いかけですが。

下澤　答えがないというか…。

宇城　そうですね。しかし、あえてこの問題に取り組んだとします。この「問い」というのは、子どもでも、大人でも、そして学者であっても、誰もが参加できる内容だと思いますが、考えさせられますよね。

下澤　ネットでいろいろ調べると、生化学では、鶏のある細胞がないと卵の殻が作れないから鶏が先と言い、数学の世界では、卵から鶏の数は予想できるが、鶏から卵の数は予想できないので因果としては卵が先。神学では、聖書には「卵を作った」と書いていないから鶏が先と、様々な説があります。しかしいずれも理屈先行の議論というふうに感じます。

宇城　先ほど第一章で、科学で解明できないことはストーリーにするのがいいという話をしましたが、たとえば子どもたちが大勢いる前で、この「鶏が先か、卵が先か」の問いに答えるとすれば、私は「鶏が先」と答えますね。なぜかと言うと、卵からかえったヒナは育てる親が必要だからです。「なるほど」というストーリーにしていくべきなのです。

しかし、学者は「では卵はどうしてできるんですか」と理屈になりがちです。で、そう質問する学者に、「では、あなた自身はどのようにできたのですか」と質問すると、答えがないんです。宇宙というのは大きな神秘に包まれているのだから、神秘は神秘として「なるほど」と思えるストーリーを作るんです。そして「親が先」ということを通して、「親の愛情があって子は育つ」というストーリーにするのです。

つまり、答えが見つからない科学の世界の「矛盾」については、夢のある「ストーリー」にしたらいいと思っています。実際、鶏も卵も存在している中で、どちらが先かを論じたとしても、科学ではもちろん、宗教でも哲学でも未だに答えが出ていませんから。

木村　まさに答えではなく、理屈を述べている世界となってしまいますね。

宇城　そうです。今の科学は事実よりも理屈が先行する世界となっているところがありますね。

たとえば高いビルから傘をさして飛び降りられるかと言う時に、傘をさしていれば、ふわふわっと安全に落ちていくのではないかと理屈で言うに等しいのです。

もし大人がそう言ったとしても、子どもに「じゃあ、ビルからそうやって飛び降りてごらん」と言ったら、おそらく誰も飛び降りないと思いますね。なぜならば、人間というのは理屈よりも先に身体が「それが危険だ」と知っているからです。しかし悲しいことに、自殺をしてしまう方もいます。それはいわば「思い先にありき」となってしまっていて、「身体があと」になってしまっているからなんですね。

ですから大事なことは何と言っても、「身体先にありき」なんですね。もう少し詰めて言えば、「細胞先にありき」なんですね。この細胞の活性化こそが生きる強い力につながるのです。その活性化を促すのが「気」なんですね。

下澤　それは、先生が「実証先にありき」で実証してくださっていますね。

宇城　そうです。そもそも、なぜ私が「実証先にありき」を重要視しているかと言うと、目に見えない世界を軽視しがちな今の科学の風潮の中で、「気」が人間にとってなくてはならない現実的なエネルギーであるという事実を様々な事例で実証してきているからなんですね。

つまり「実証先にありき」の視点に立って、「気」のような目に見えないものを目に見える形に「事実化」することは、目に見えないエネルギーや心の重要性の理解を深めることができ、また医療の世界、精神性の世界、運動の世界などにおいても、そうした実証は、あらゆる所で役立てることができるという点があるからです。

木村　目に見える形での実証事実を科学が軽視できない〝高さ〟まで積み上げて、科学自身が自らの持つ課題に気づいてもらおうという感じでしょうか。

宇城　それもありますが、それ以上に実際に実証している「気とは何か」の実体を私自身が一番知りたいということもありますね。「気」の実証は一方で、人間の潜在力の気づきと発掘を促しているところがあります。また「気」は細胞に働きかけ、細胞の活性化や再生力を促します。

それは脳障害のために身体の不自由さをわずらう人には手助けとなり、人間関係に悩む人には対立から調和への導きとなり、悩みは軽減されていきます。「気」によってもたらされたそのような効果を前にすると、今の科学ではまだまだ説明できない段階があることを改めて実感します。

「気」の実証事例は、そういう段階にある今の科学に逆にヒントを与えているとも言え、それは未来科学の夜明けにつながると言えるかもしれません。科学はそういう視点に立って、目に見えない世界を軽視するのではなく、もっと謙虚に向き合う姿勢が必要なのではないかと思っています。

下澤　それはいつも先生がおっしゃるように、どこでものを見るかで異なってくるのではないかと思います。

思考の深さ――「無知の知」の先にある「未知の知」

宇城　そうですね。どこでものを見るかということは裏を返せば「思考の深さ」とも言えます。冒頭にも書きましたが、「気」は時間とエネルギーに関係し、その気を使うプロセスには「思考の深さ」が関係しています。「気」を使えるようになるプロセスをあえて言うと、意識して考える「思考の深さ」から、考えて考えて考えて、そして・・・考えない無意識の「思考の深さ」に至ることだと考えています。そこで、ここでは「思考の深さ」とはどういうことかについて述べたいと思います。

何かを知る時、知ろうとする時に二つの見方があります。そのことについて闇の大小を例に話をしたいと思います。

図４（75ページ）のように闇には、二通りがあります。一つは、照明弾が照らす闇のように深くて広いものです。もう一つは、ローソクの炎が照らすような小さく浅い闇です。

照明弾による深くて広い闇は、それだけ見えない世界があることに気づかせてくれます。そして知れば知る程わからないことが多いことに気づくという状況です。それが「無知」を知るということになります。まさに「無知の知」です。この気づきは、さらに「知りたい」という関心、意欲につながっていきます。

これに対しローソクによる闇は、浅く小さいため、自分の知っている事がほんのわずかであることに気づくことができません。そのため「わかった気」になってそれ以上知りたいという気持ちが起こりません。まさにこれは無関心にもつながる状況であると思います。

木村 「知る」ということ一つでも、いろいろな段階があるということですね。

宇城 そうですね。闇Aを段階にわけると、図の①の部分の闇。これは単に頭で得る「知識」のことを示しています。

次に図の②の部分の闇で、これはその知識を、五感、すなわち目で見て耳で聞いて、味わって、匂いを嗅いで、あるいは触ってみてというように頭ではなく体感を通じて知るという段階です。

そして③として五感の先にある第六感の知があります。

最後の④は、今の常識を超える、あり得ない体験をする中で、まさに「未知の知」の存在を体験するという段階です。

まず、図①の「闇」と「知」ですが、自転車に乗るという時、知識は役に立つと思いますか？

下澤 いえ。まったく。練習するしかないので。こけて、こけて、いつの間にか乗れるようになるのではないかと。

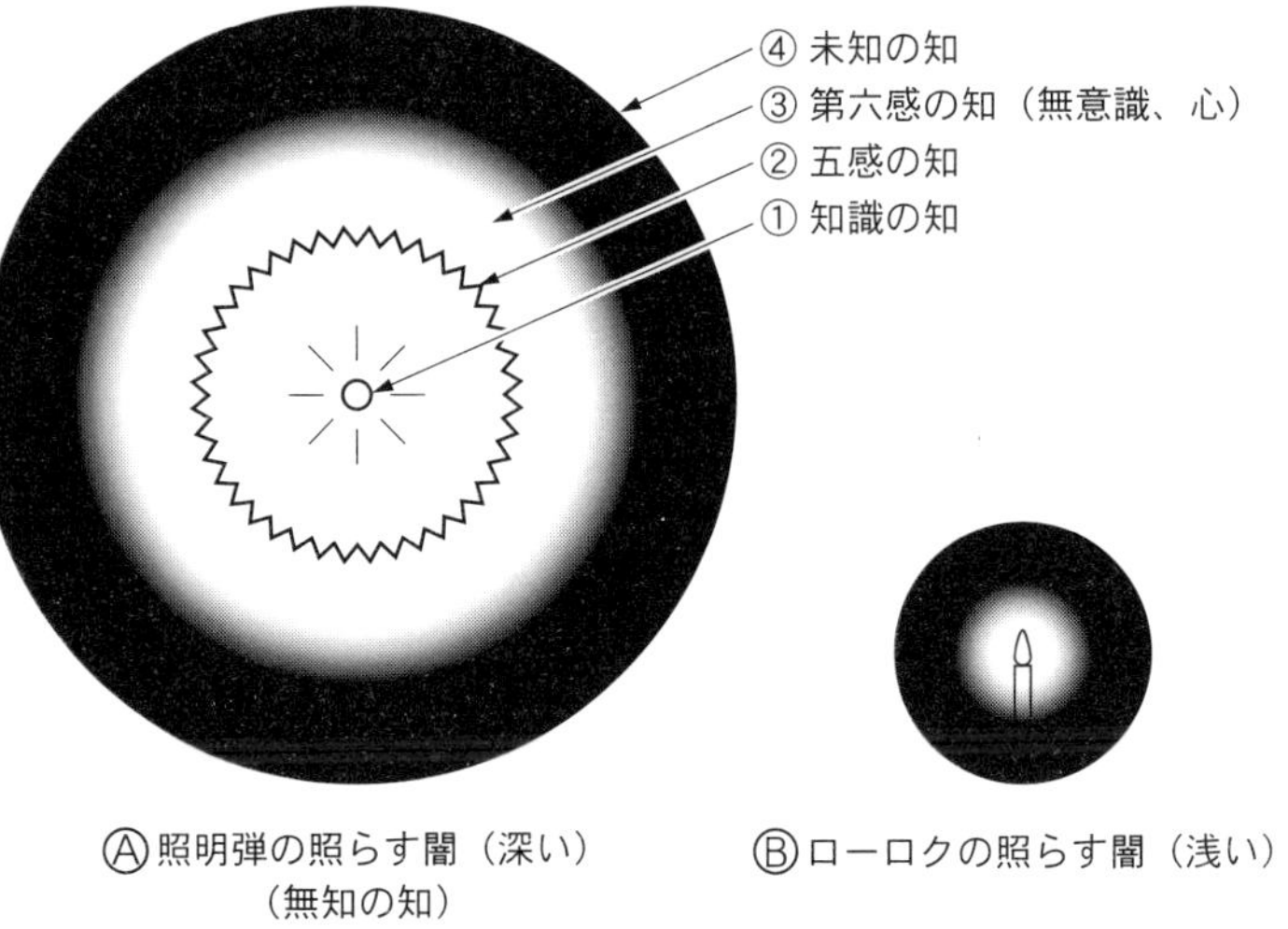

図4．照明弾が照らす闇とローソクが照らす闇

宇城 そうですね。知識があれば自転車を作ることはできます。でも知識では自転車に乗ることはできません。この①における闇とは、知識があっても役に立たないのに、そういう「知識」こそが、役に立つと思い込んでいる状態を示唆しています。

次に②の「闇」と「知」ですが、ビールの味を説明する時に、どのように説明しますか。

木村 説明するよりも、飲んだほうがわかるというか・・・。

宇城 まさに、そうですね。一口飲めば済む話ですね。この闇は、それをわざわざ言葉で説明するような理屈の世界を示唆しています。たとえば水の上を、左足が沈む前にもう一方の右足を一歩進めれば歩けるのだ、という理屈の世界に陥った状況に似ています。

ビールは飲めば一瞬で味がわかりますし、水の上を歩く例は、理屈通りにやれば現実は一瞬にして沈むという結果になることを知ります。すなわち、すべては「体感が先」で、「理屈はあと」ということを示唆している世界です。

このように知識の基になる情報は、言葉による情報より全身体を使って受信するほうが、言葉での情報の何百倍、何千倍の情報量を受け取ることができます。

下澤　言葉での情報伝達には限界があるということですね。スポーツでも武道でも、今は言葉による指導が主流になっていますね。

宇城　そうです。本来言葉にできない事象を、たとえば柔らかさと言えばリラックスだとし、パワーと言えば筋トレというように、具体的な代替え法をとっています。このほうが教えやすいし、教わるほうもわかりやすいので、どんどん言葉に頼る方向に流れていきますね。

このように言葉だと情報入力が耳や目だけとなり、それは神経を通した「頭」での学びになり、かつ受け取る側の知識の力量でしか受け取れない危険性もあり、本質的な学びにはならないのです。

これに対して「感知」という方法があり、これは言葉や知識を通しての学びよりも何百万倍も

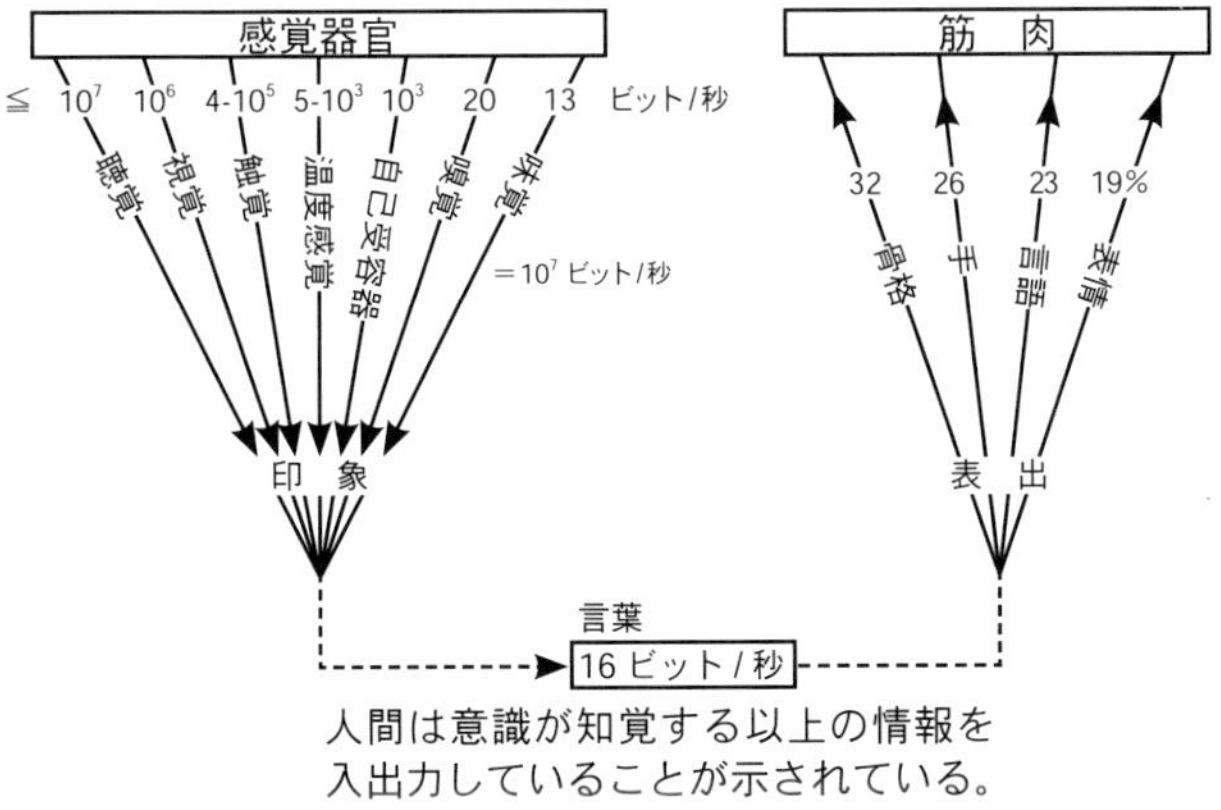

一般的に私たちを取り巻く外情報は 10^9 ～ 10^{11} ビット／秒あると言われ、
それに対して口に出して言える言葉はわずか 16 ～ 40 ビット／秒しかない。
参考『ユーザーイリュージョン』（トール ノーレットランダーシュ著）

図5．人間における情報の流れの概観

の情報をキャッチすることができます。一般的に私たちを取り巻く外情報は10の9乗〜10の11乗ビット／秒あると言われ、それに対して口に出して言える言葉はわずか16〜40ビット／秒しかありません。意識は非常に複雑でありながら情報内容が少ないという特徴を持つからです（図5参照）。

　これについて拙著『頭脳から身体脳へ』（2004年刊）に詳しく書いていますので、参考にしていただけたらと思います。

下澤　そういえば、先生は、20年以上も前（1996年）に、ある武道雑誌の取材に対してすでに「言葉を通しての学びは危険である」ことに

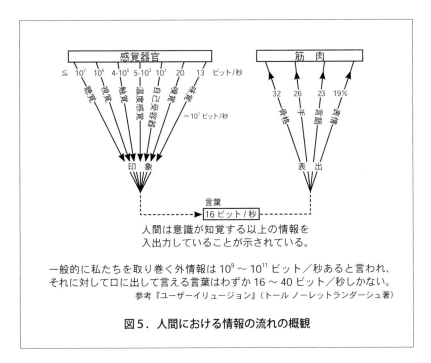

触れられていましたね。

宇城　「言葉の情報は危険である」というのは、その情報の本質を自分の理解の範囲に置き換えてしまうからです。

図４の③は、身体に備わっている五感と違ってその先にある第六感というもので、たとえば実体はありませんが、「虫の知らせ」というような情報です。

木村　図４の④の「闇」と「知」についてですが、「闇」の中に何かが確実に存在することに気づく、その存在がすなわち「未知の知」というイメージでしょうか？

宇城　そうです。この段階では、知らなかった知識を得る、という段階ではなくて、「未知の知」の存在に「気づく」という段階です。それがまさに私が常に言い続け、実証してきた「気」と「気の実証」によって、今の常識ではあり得ないような体験をするということです。それはまさに無から有を生み出すという体験であり、自分に存在しているが、気づいていない「未知の世界」を知るというものです。

したがって、この段階での「闇」は、「未知の知」の力に照らされることで、その闇がさらに深まると同時に、逆に明らかになる段階とも言えます。

下澤　私たちはどうしても真実を知らないからわからない、教えてもらえればわかると思ってしまうところがありますが、そもそも身体ができていなければ素通りしてしまうということですね。先生が「気」を通してくださるので、常識では説明できないようなことを自らの身体を通じて体験できていて、それを繰り返す中で、「気」が確かに存在することに気づくことができています。これは先生に指導していただけなければ、自分では絶対に気づくことができないことです。

木村　「情報」として知っていれば「わかる」と思ってしまうのはまさに、科学の弊害ですね。ここで言う「未知の知」というのは、科学では説明できないけれど、確実に事実はあるという、「気」を取り巻く今の状況のことになるのでしょうか？　そして「気」は「未知の知」になり得るということでしょうか？

宇城　そうですね。「未知の知」は未だ知になり得ていない、すなわち知識としてはもちろん、科学としても未知の知ということですが、「気」の世界では「気」と「気の実証」によってすでに明らかになっている知ということです。したがって科学にとっては「未知」の世界であっても、気の世界からすると見えている世界なんですね。

「気」とは、目に見えないだけに知の世界の共通語である言葉だけだと懐疑的になりがちなところを、実際「気の実証」を通して今の常識からすると不可能とされているようなことを可能とさせることで、この「気とは何か」という実体としてのエネルギーを見える形にしているわけです。

同時にその実体のあるエネルギーを体験させる、見せることで、その現実の実体験と、頭からくる知識との葛藤を経て、次第に確信をもって今の常識から脱却する方向に向かい始めることができるのです。

それは今持っている知識のさらに奥にある未知の知に向かうということです。つまり「思考の深さ」へ導かれるということです。このことから、「気」は一方で、闇の中の「未知の知」という真理に近づく光となるとも言えるのです。

なぜなら「気」による実証という立場から見ると、どんな知識も理論も科学も、実証されていなければ憶測にとどまるからです。すなわち、やってみせるという「実践」に対して「理論、理屈」はその後追いであるということです。そのさらなる後追いが「知識」だということです。

私は「気」と「気の実証」を通して、たとえば、脳障害で半身不随となり現代医学では回復は見られないとされた人を、「気」によって動くようにしたり、しかも、それを遠隔手当てという手段で、大阪――東京であったり、日本――海外であったり、離れた距離からでも可能にしています。

このように今の常識ではあり得ない展開をしていますが、こういったことが一方で、現在ある課題を解き、希望ある未来の道筋を示すことにつながると考え、そういうところからも力を注ぎたいと思っているところです。

科学優先主義が生み出した様々な弊害

木村　先生は、「今の常識」についてよく言及されますが、「常識」とはつまり、その時代時代に受け入れられてきたことではあっても、それは必ずしも「真実」ではないということを歴史が示しているのではないかと思います。

宇城　その通りですね。たとえば16世紀頃は天動説といって、地球は宇宙の中心にあって太陽や月や星が地球の周りを回っているという地球中心説が常識でした。しかし、現在は宇宙の中心は太陽であるという太陽中心説、すなわち地動説は当たり前の知識となっていますね。

16世紀当時、地動説を支持したため宗教裁判で有罪となったガリレオ・ガリレイは望遠鏡を作ったことでも知られていますが、望遠鏡で月の表面がでこぼこであることがわかると、それまでの「つるつるとして美しい」とされていた神聖な月への固定観念という「常識」が否定されてしまうので、受け入れられなかったと言われています。

つまり「真実」が否定され、当時の「常識」が逆に真実を上回ってしまったということです。「常識」とは何かを考えさせられる例です。

当時はこのように真実を明らかにしようとした科学を宗教が弾圧したわけですが、極端な言い方をすれば、今はその科学が目に見えるものを是とし、「気」のような目に見えないものは非科学的としています。このあり方はまさに科学への絶対的な信仰が、目に見えないものを弾圧している時代となっていることを示しているのではないかと思っています。

それはファラデーの電磁気の発見の時も同じですよね。ファラデーの電流が流れている銅線の周りに何かが出ている。つまり磁界ですが、ファラデーは方位磁石を銅線の周りに置いて実験検証することでその磁界を証明するのですが、当時のオックスフォードの教授たちがこぞって否定しました。しかし今はこの事も当たり前のこととして私たちは知っています。

木村　よく先生は今の科学は宗教に近いとおっしゃいますが、私自身は、長年、科学畑で生きてきてどっぷり科学という〝宗教〟に染まってしまった人間であると思います。ただ道塾に入り、そこで様々な、今の常識ではあり得ない事象や、科学では到底説明ができない事象を数多く体験してきて、ようやく自分が信じてきた科学という〝宗教〟がおかしい、ということに気づくことができました。

宇城　今の常識や科学では解き明かすことができない「気」による「実証」は、これまでの常識が「おかしい」ということに気づかせてくれるものです。「気」はまさに、未知の世界を見える形にする実証において、言葉で表現する理論はないが、確実に存在している法則があることを示し、そのことは今の常識や科学に対して「未知の知」側からするとそこに矛盾があることを教えてくれるのです。

木村　「知（知識）は力なり」という格言があるように、知識を詰め込めば人間は幸せになれるという、単に脳の一部を肥大させることが人間成長になると考えたことが、最大の弊害ではないかと感じています。

宇城　まさにその一面は大きいと思いますね。

木村　相手への感謝とか思いやりの心などに強く関わるということから、「気」は倫理を含んでいるように感じられてなりません。人間の倫理というのは誰にも教えてもらえないけれども、ところが先生にお会いして、倫理は最初から身体にあったということに気づかされました。科学はそもそも「倫理」を抜きに成長したことが大きな弊害だったのではないか、というように思われてなりません。

宇城　ひと言で言えば、「謙虚」さをもって臨むということだと思います。それはまさに政治でも同じだと思います。この大宇宙を前にした時、大神秘に対して畏敬の念をもって謙虚であるべきは当然だと思います。そして未知の知に向かう姿勢こそが、私たちが宇宙の中で唯一共存できるあり方なのではないかと思います。

思考停止の危険性

宇城　ハンナ・アーレント（1906～1975）というドイツの哲学者がいます。彼女はドイツに生まれたユダヤ系の政治哲学者ですが、ナチス政権に迫害を受けてアメリカに亡命し、そこで「なぜナチス政権が生み出されたか」を徹底分析したことで知られています。

彼女は研究で、あのような現象が起きたのは大衆に原因があると言っています。すなわち、一般大衆が、他人とのつながりを持たず自主性もないバラバラの「アトム化（原子化）」した状態となったことで、思考停止が起きたと言うのです。つまりそういう一般大衆の思考停止が背景にあったからこそ、ナチスのような政権が生まれたと分析しているのです。

今の日本を見る時、まさにそのアトム化の現象が起きているのではないか、思考停止が起きている危険な状態とも言えるのではないかと思いますね。

下澤　二つの世界大戦前のドイツは、科学、哲学とも最先端を走っていたにもかかわらず、エリートとしての教養市民層と一般大衆の間に乖離が生じ、その結果として一般大衆の思考停止があったと聞いています。

宇城　そうですね。そういうように頭の思考は停止してしまうけれども、細胞は思考停止しません。それは一つの1ミリにも満たない受精卵が細胞分裂を繰り返しながら心臓、肝臓とつぎつぎに臓器を作っていく。つまり37兆個の異なる細胞によって一個の人間を作りだしていて、それぞれが役割を果たしながら、生命体、人間として生きているからです。これは決してアトム化しないんですね。「生きている」こと自体が常に進化し止まっていないからです。

先ほど「対立は時間が止まり、調和は時間が動いている」と言いましたが、まさに生きている、止まらない時間が調和であるということです。

「気」の実証を可能にする術

下澤　先生は最近、「気」は技術であるということをお話しになっていますが、先生は科学と技術を分けて使われていますか。そこについてもう少し詳しく話を聞かせてください。私たちは科学と技術は同じもののように思うところがあるのですが。

宇城　「気とは何か」という時の「気」は実証して初めてその実体も見えてきますが、その実証を可能にするメソッド、つまり「術」として技術という言葉を使っているのです。

物を作る設計技術であったり、料理する時の調理師さんの技術であったり、そこに技術があるから美味しい料理が用意されるわけですね。つまり具体的な形を作り上げるという意味での技術です。もちろん技術にはそれに携わる人の心も大きく関係しますが、それも合わせての技術ということです。

「技術」という言葉について、二つの辞書から引用しますと、
　ブリタニカ国際大百科事典では、

「①人類の利益のために随意にエネルギーを創出・制御し、また自然には存在しない『もの』を作り出す人間の営為」とあります。

三省堂の大辞典では、

「②物事を巧みにしとげるわざ。技芸」

「③自然に人為を加えて人間の生活に役立てようとする手段。また、そのために開発された科学を実際に応用する手段。科学技術」

とあります。

　この③の最後に「科学技術」と書かれてありますが、この表現を借りるとまさにその通りで、この「科学技術」の「科学」に相当するのが「気」で、「気の実証」が「技術」ということです。

木村　それは、課題を抱えた今の科学とは違う「未来科学」という意味での「科学」に相当するのが「気」であり、それを実証する技術として「気」があるということですね。

宇城　そうです。この二つの辞書に書いてあることを「気」がもたらす事象と照らし合わせていくと以下のようになります。
　自然には存在しない「もの」を、あるいは放っておいたら何も変化しない事象を、今の「科学」

にはない「未知の科学」として考えられるエネルギー「気」の創出に、すなわち人間の生活に役立つ形に変換すること、並びにそのエネルギーによって未知の事象（たとえば「人類の利益」）を生み出すように変換すること、そしてこれらの変換を制御し応用する手段が、具体的なメソッドとしての「技術」である、ということです。

一方の現在の「分析科学」は、自然界、とくに人間のような生命体を、切り刻んで研究していくもので、その分析の過程で生命体を解剖していくわけですから、その時点で生命体は殺されるということになるわけです。ここに要素分析主義の科学の課題があると思います。つまり誰のための科学かという点です。そういう意味で、生きた生命体をさらに進化させるところの技術と、今の「科学」は別のものであると考えています。

木村　生命のためと言いつつ生命体を傷つけるといったような自己矛盾的な側面を「科学」は内に抱えている、それに対し「技術」は辞書に記された「人類の利益のために」や「人間の生活に役立てようとする手段」というように人間のためという利他性がある、ということですね。

宇城　そうですね。まとめると「気」とは科学技術の「科学」に相当し、目に見えないエネルギーを創出し、見える形に変換ができるという一方で、具体的に目に見える形にできる実践性を持っているという点から科学技術であると言えます。

たとえば、現在、この「気」というエネルギーを使って、脳梗塞で手足が麻痺している人を回復に向かわせたり、頸椎損傷のために首から下が全身麻痺し、「よくて車椅子」と診断された空手の弟子を、7ヵ月後には職場には松葉杖で復帰させ、その後空手も完全復帰できるほどに回復に向かわせたりなど実践してきました。

入院時は病院のリハビリも圧倒的に長い時間で受けていましたが、それは「気」による方法とは真逆と言っていい内容なので、かえって悪くなったりした事実がありましたが、それは大きな矛盾でしたね。

このような実践事例から「気」は目に見えないエネルギーでありながら、「回復へ向かう」という目に見える形、つまり具体的にその「気」の効力、働きが実証できているのです。

この科学技術としての「気」による病気からの回復は、本人にとっては大きな希望となり、またその過程を実際見ている周りの人たちにも大いなる希望を与えているのです。

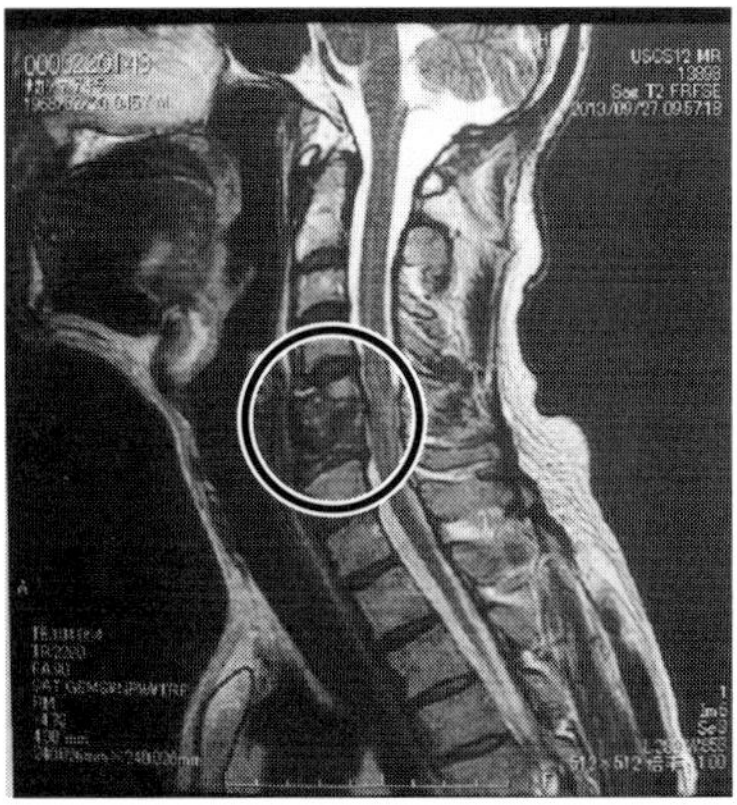

頸椎損傷した弟子の、手術後2ヵ月の頸椎のX線写真。
手術のため頸椎及び脊椎の神経に損傷が見られる。まだ移植した2個の頸椎が従来の骨と同化しておらず、色が黒ずんでいる。

下澤　その空手の方は私たちの仲間であり、私自身、先生が定期的に気の手当てをされている様子や、その方の回復の経過を拝見していましたが、最初は首から下がまったく動かない状態から、お見舞いに行くたびに、両手が動くようになり、ベッドの上に正座ができるようになり、車椅子に乗れるようになり、歩けるようになり、仕事にも復帰し、また空手の稽古ができるようになり、今では一緒に稽古していても誰も歯が立たないようになっている。何よりも会うたびに顔に自信と希望のエネルギーがあふれるようになっていることがとても印象的です。

ともに稽古してきた仲間である彼が目に見える形でその姿を見せてくれていることは私たちにとっても大きな希望でありエネルギーの源になっています。

このように頸椎損傷の人や脳梗塞の人が、手術後の回復が難しいとされているような状況下にあっても「気」によって回復が見られている、ということは、「気」に、そういう「変化」を与える力がある証だと思います。

宇城　科学、医学、哲学、宗教など様々な分野や学問がありますが、世の中で現実的に役に立っているものは技術によるところが大であるのです。自動車、飛行機、テレビ、パソコン、携帯電話、高層ビル、橋など、まさに技術の結果です。脳や神経の解析などもＭＲＩという装置、すなわち技術があればこそ可能となっています。

ブラックホールのことが以前より詳しくわかってきましたが、それも一つには天体望遠鏡という技術があってこそ実現できているわけであり、またアインシュタインが１００年前に理論提唱した「重力波」が２０１６年にアメリカで直接検出され、その存在が明確になりましたが、これも、重力波望遠鏡ＬＩＧＯ（ライゴ）という技術の結果です。その技術のおかげでこれまで調査できなかった宇宙を重力波によって調べることが可能になったわけですから、画期的な業績と言えます。

しかし見方を変えれば、いつも言うように、宇宙の現象はずっと昔からすでに「ある」存在なのであり、そのすでにあることに対して、科学は理論や実験で後付けの説明をしているに過ぎないとも言えるのです。

下澤　つまりその「技術」でさえ、大宇宙、神秘を前にしたら後付けに過ぎないと捉える、その謙虚さが大切だということですね。

木村　科学はクライアントがなくて、科学者の好奇心や興味から始まっている。それに対し技術は最初からクライアントがあり、「誰かのために」がある。技術そのものが倫理を持っているというより、「誰かのために」という利他性が技術にはまずある。科学はそういう縛りがないから弊害が生じている。そして現代において科学にとっての初めてクライアント、国家というクライアントが出て原爆を生んでしまった・・・村上陽一郎氏の著書『人間にとって科学とは何か』ではこのような視点が読み取れます。

たとえば同じ視点で「気の世界」を見るならば、「気」とその実証は人間そのものをクライアントとし、最初から倫理をも備えた「科学技術」ということになる、と思いました。

宇城　今の科学と技術のあり方において、科学は本来理論では終わっては駄目で、実証して初めてその理論は真意をなすわけですが、今や科学はその実証性については技術あっての科学と言っても過言でない関係にあると言えます。

いずれにしろ、すべての土台として大切なことは、この宇宙に生まれ命をいただき生かされている以上、すべての人は幸せにならなければならないということであり、どんな科学、学問、技術であれ、本来そこに向かうことが本質だということです。まさに「気と気の実証という科学技術」はそのすべてを包括しているのではないかと思います。

木村　今、生命科学の論文などでも、その再現性は10％以下という見解が出ています。いろいろな科学分野のどの領域においても、その再現性は本来あるべき厳密な学問の姿からは想定できないような低さを示しています。しかし今回先生に「気」は技術（科学技術）だと言われたことで、そうかなるほど、という気持ちがしました。技術としての「気」は宇城道塾で体験するように、その実証の再現性は、１００％と言っていいほどの確かさ、信頼性を持っているからです。

宇城　そうですね。私の「実証先にありき」の特徴は、その実証内容が「実証性（やってみせる）、再現性（何回やっても可能となる）、普遍性（多くの人に）」を伴っているというものですから、その説得力は充分にあると思います。

人を幸福にするもの、手助けするものは、個々の学問そのものより、具体的な形としての技術だと思います。またそれ以上に問われる世界が、それに関わっている科学者、技術者、学者などの人間性と生き様にあると思いますね。それは政治と政治家でも同じことですね。

「気」は対立構図を解き、それを「調和構図」にする不思議なエネルギーがあります。そういう意味で、「気」というエネルギーは人間の生き様のすべての根底になり得ると思っています。

「調和構図」にある身体と心は、情熱や覚悟、勇気を生み、かつやる気や希望につながり、行動の原点となります。まさに人間の幸せに向うエネルギーとなるものです。

「気」の実体は、究極私たちの日常に「わくわく」する生き方を提供してくれるエネルギーだとも言えます。

科学のもう一つの方向性

下澤　科学というものがそもそも未知の世界を捉えるには、今のままでは力不足のように思えるのですが。たとえば宇城道塾や空手実践塾で行なっていることを科学で理解しようとすると、「そんなことはあり得ない、やらせだ」となる。今の科学で理解しようとすると懐疑的になるでしょうね。

正直、先生の空手を見ていて最初の頃は、「先生の身体や関節の使い方が他の武道家と違うな」と自分のレベルから考えていた時期がありました。先生はすべてをすごくオープンに見せてくださっていますが、狭い中から見たら、そのようになってしまう。

宇城　先ほども述べたように、自分の器というのを知識の量としてしまっている人は、その知識の範囲内で情報を捉えようとします。すなわち自分の知識と照らし合わせて、その範疇にならなければ懐疑的に見る傾向がありますね。

これに対し実践を伴った空手の組手の場合は見た通りで、白黒がはっきりしているので疑いの余地はありません。ですが、それでも不思議そうに見ている人はいますね。何回か自分でも体験すると次第に納得していくようですがね。

そういう実践からの悟りとは逆に知識的な学びは、まさに理屈でものを考え、ものを見ようとするバーチャルな世界へ加速していくんですね。

先ほどのトラックとボールの実験の話を子どもにすると、子どもはたいてい、「ボールはそのまま落ちる」と言ったり「いや、トラックは走っているから後ろに落ちる」と言ったりします。子どもはそうやって知識に頼らない素直な目や感性で物事を見ます。そういう素直な感性で見るから、子どもは実証事実のほうがすぅーっと入っていくんですね。だから「やってみせる」「やらせる」が大事なのです。とくに「気」によって起こる未知の実証については、大人も既存概念を捨てて、子どものような素直な感性で捉えることが大事だと思いますね。

下澤　ところが大人だと、どうしても理屈に走ってしまいます。それはどうしてでしょうか。

宇城　大人にはすでに学んだ「知識」があるからですね。だからそこと照らし合わせて答えを探そうとする傾向があるのですね。とくに日本人にはその傾向が強いですね。それは日本特有の受験勉強に見られるように、今の教育が受験に向かう知識の詰め込みに焦点が当てられ、答えがあるものしか答えられないようにされているからです。

つまり知識力という「固定概念」が植え付けられてしまって、そこから抜け出せないようになっている。だから「未知のこと」に対して、考える力を持てないのですね。つまり思考力が鍛えられていない。また固定概念にしばられている人は、時間が止まるので、その人の周りの空気も止まっています。その事はまさに対立構図に向かっているので孤立するのです。

これに対し「気」というのは時空すべてと調和することができ、その事によって境界がなくなり、対象に対して溶け込むことができ、自在になることができるのです。「気」にはそうした調和するエネルギーがある、そういう視点から、「気」というものを解き明かしていくと、現在の科学や今の常識では見えないところがいろいろ明らかになっていくのではないかと思っています。まさに「未来科学」へのヒントになるということです。

下澤　今の科学は、先ほどの「鶏が先か、卵が先か」の問いで「その親は誰が生んだのか」をとことん問うていくようなところがありますね。まさに理屈の世界に陥ってしまっているのかもしれません。

以前は自分が、部分に限定したり、知識に頼ってものを見る癖があることに気づけなくて、同じところをぐるぐる回っているような感じでしたが、今回こうしていろいろ質問をさせていただいたおかげで、先が見え前に進むことができた気がします。

宇城　「鶏が先か、卵が先か」という議論はそもそも卵を産む鶏の存在、すなわち科学で解き明かせない生命の存在が先に宇宙の神秘としてあるのですから、科学はそのあとの探求であり、追求であり、議論なわけなんですね。つまり「有」の世界での話なんですね。「無から有」の話ではないということですね。

科学は未知の世界を追求しているようで、実は全体を切り離したところでの部分を未知として捉えているようなところがありますね。だから科学は加速して部分分析にはまっていくしかない。とくに生命体を扱うことに対しては、部分ではなく「全体先にありき」、この捉え方が一番重要だと思いますね。

木村　これからの科学に「気」をベースとした科学を取り入れていくにはハードルが高いように思えます。しかし科学が人間の行なう行動であり、またその結果であるということが今後も変わらないのであれば、ハードルがいくつあっても、越えて進むことが、科学の弊害を取り除くための王道とも思えます。

『科学の現在を問う』（村上陽一郎）には、「科学とはこの世界に起こる現象の説明や記述から、『こころ』に関する用語を徹底的に排除する知的活動なのである。言い換えれば『この世界の中に起こるすべての現象を、ものの振る舞いとして記述し説明しようとする』活動こそ科学なのである」とあります。

「気」がこころ（心）と強く関連していることは宇城道塾で実証されているように、心を持つ人間が「気」を通したり、発したりすることから自明ですので、ある意味、上記の定義を使えば、科学の限界、自らが定めた限界として「気」は科学の範疇には入らないことになります。

逆の側から見れば「気」の世界は科学で説明できない、まだでき得ていないものを実現している、ということになります。

もちろん「気」に着目して、これまでの科学の視点の中で解明しようとした研究も少なくはありませんが、やはり先生が「代替え的レベル」と言われるように、たとえば「気」による身体の変化の度合いを個別に計測しているだけで、変化を定量的に扱うという科学の側面は保持しつつも、「気」とは何かを体系的に説明できているわけではないと思われます。

それも「気の達人」のような人をあえて選んで行なっている試みが多く、すべての人間にとっての「気」という普遍性のある議論の場を提供していません。

「気」を説明できる「科学」があるとすれば、以上の定義から外れた科学、すなわち「ものとこころ」を同時に扱うことのできる新しい科学「ＮＥＷ科学」とならざるを得ないと思います。

また名前はともかく、新しい科学も既存の科学も、『この世界の中に起こるすべての現象』である事実を説明し得ること」という原則は共通項として持つことを誰も否定はしないでしょうから、それはすなわち今、「気」が実証、実践している人間に起きている現状を説明でき得る可能性があるということです。

説明できるNEW科学を持てるのであれば、万人に役立つ技術としての「気」の世界を世に広く紹介し、また後世に正しくかつ永続的に伝えていくことができることになると思います。

宇城 素晴らしい提案だと思います。現在の科学に対して私の捉えているNEW科学の視点を述べると、一つ目は目に見えない「気の実体」の解明と、二つ目はその目に見えない「気」を見えるようにする技術の確立、そして三つ目として結果としての「実証事実」を応用し役立てること、ということになります。

ここでの「気」は冒頭でも述べたように、科学で語られていない「信じるか、信じないか」という世間一般で言う漠然とした「気」のことを指しているのではありません。

「気」の実体の解明には、理論や実験を土台とする科学・医学や、論理・教義を土台とする哲学・宗教など、それぞれ単独の領域からのアプローチでは到底不可能だと考えています。しかし「気」と「気の実証」は、それぞれの領域を一つに統合する共通項を示しており、そうした共通項を手掛かりに解き明かしていけば、各学問領域が現在抱える課題と矛盾の解決にもつながり、さらに一歩前に進むことを可能にするものであると考えています。

その根拠としているのが「実証先にありき」の事実であり、目に見えない現象を目に見える形にする「気を扱う技術」です。「気」による実証と技術は、従来の理論科学に対し、「実証性、再現性、普遍性」を伴う実証科学であり、したがって実践性があり、いろいろな形で役立つということです。今の常識や科学の世界から見ると、不思議であり、神秘でもありますが、しかし実際使えるエネルギーとして大きな価値があると思っています。

このように実証が先にあるという点に「気」の本質と特徴があります。あえて言えば「気」は、「ある」（＝実証）が先にあって、「なぜ」（＝理論）が後追いになるということです。

しかもこの「なぜ」には二通りの意味があります。「なぜ、そういうことができるのか」という実証を可能にする実践技術と、そして「なぜそうなるのか」という後追いの理論です。

すでに実証できている「気」が示す世界を「NEW科学」とし、今はその積み重ねの段階として捉え、その先にある、「科学」と「気」の融合した姿を「未来科学」という位置づけにしてはどうかなと思っているところです。

第三章

身体に「気」を取り戻すために

人間は「気」に包まれて生きている

木村　道塾などでの検証で、私たちは先生の「気」によって一瞬にして不可能だったことができるようになります。しかし同じことを自分たちだけでやろうとしても結局はできない、というそんな場面を先生に笑われながら体験します。私たちは、本来生まれながらに持っている「気」を、何らかの形で徐々に失ってしまったということでしょうか。

宇城　「気」を失ったのではなく、どちらかと言うと、その「気」と断絶していると言ったほうが適切かもしれませんね。

「気」と私たち人間の関係については、次のように捉えたらどうかなと思っています。

鳥は空を自由に飛ぶことができます。時には翼を動かさなくても飛ぶことができています。それは鳥が空の「気の流れ」に溶け込んでいるからです。それに対して人間が作ったジェット機はどうでしょうか。ジェット機は噴射をし続けなければ落ちてしまいます。

さらに渡り鳥などは次の居場所に向かって飛び立つ日を知っています。何月何日という暦など知る由もないのに、しかも今地球環境は荒れていて、毎年地球の気象が変化しているにもかかわらず、自分たちが「いつどこから飛び立ってどこに行けばよいのか」がわかっているのです。

まさに生き残るための事実現象ですよね。それは海の魚やクジラも同じで、魚やクジラは海の「気の流れ」に溶け込み自由に北極海から南極海まで移動します。彼らはどこで子どもを産んだらいいか、時期も場所も知っていて、経路が最初からわかっているかのように移動しています。魚やクジラは現在の科学のＧＰＳでわかる以上のことをすでに知っているのです。潜水艦は空のジェット機と同じで、そうはいきません。

鳥は空に、魚は海に溶け込み、どうすべきかのメッセージを受け取っている。誰がそれを教え、誰がそれらの情報を発信しているのでしょうか。

もちろんそれは宇宙・地球からの情報発信でしかありません。鳥や魚が一斉に移動したりできるのは、彼らが宇宙・地球からのメッセージをキャッチしているからとしか考えられません。鳥や魚たちは地球のそうした情報電波をキャッチできる受信機を生まれながらに備えているということです。だからこそ鳥は季節による渡りをし、クジラは時期による移動をしながら、生き延びることができているのです。

それは陸上の大地に生きている動物も、大地に生える植物も同じです。

では、人間はどうでしょうか。

鳥は空の、魚は水の「気の流れ」に溶け込んでいます。また動物や植物は大地に溶け込んでいます。そうであるなら、大地に位置している我々人間は何に溶け込んだらよいのでしょうか。私はそれこそ、大気にある「気」に溶け込むことだと考えています。

木村　「溶け込む」というのは、どういうふうに捉えたらいいのでしょうか。

宇城　溶け込むという現象は、すなわち境界がない状態ということです。そのためには、人間が生まれながらに持っているはずの、「地球上、宇宙上のすべてと一体となる身体機能」に従うということです。

植物は大地に溶け込んで大地から栄養をもらい、それを吸収して成長します。人間や動物は大地に接し、大地からのエネルギーで「気」の時空に溶け込むことができ、すべてと一体になり、そのことで自分の存在も方向も、すなわち生きるということが無意識に位置づけられているのではないかと思っています。なぜならば人間は「気」に包まれて「気」が通った統一体になると、潜在力が開花するという事実が「気」によって実証されているからです。

たとえば、「気」を送ると、1対5の腕相撲で勝つなど、今の常識ではあり得ないことでも可能となったり、脳障害で手足が不自由だった人が動けるようになるなど、様々な潜在力の発揮や回復を実証しているからです。

人間もこの地球上にあって、鳥、魚、動物、植物と同じく時空に生き存在している生命体であり、「気」の中に入って生きるのが本来の姿だと思います。

ところが現在、多くの人が「気」の中に入れず、「気」のない身体、「気」の抜けた身体、「気」から孤立した身体、すなわち、本来ある「生き体」から「死に体」になっています。そのため自然に溶け込めず、地球からの情報メッセージをキャッチすることができず、人間都合の勝手な生き方をしています。結果、人間同士が傷つけ合うことなどはもとより、人間による地球環境破壊といったような弊害も多くもたらされているのです。

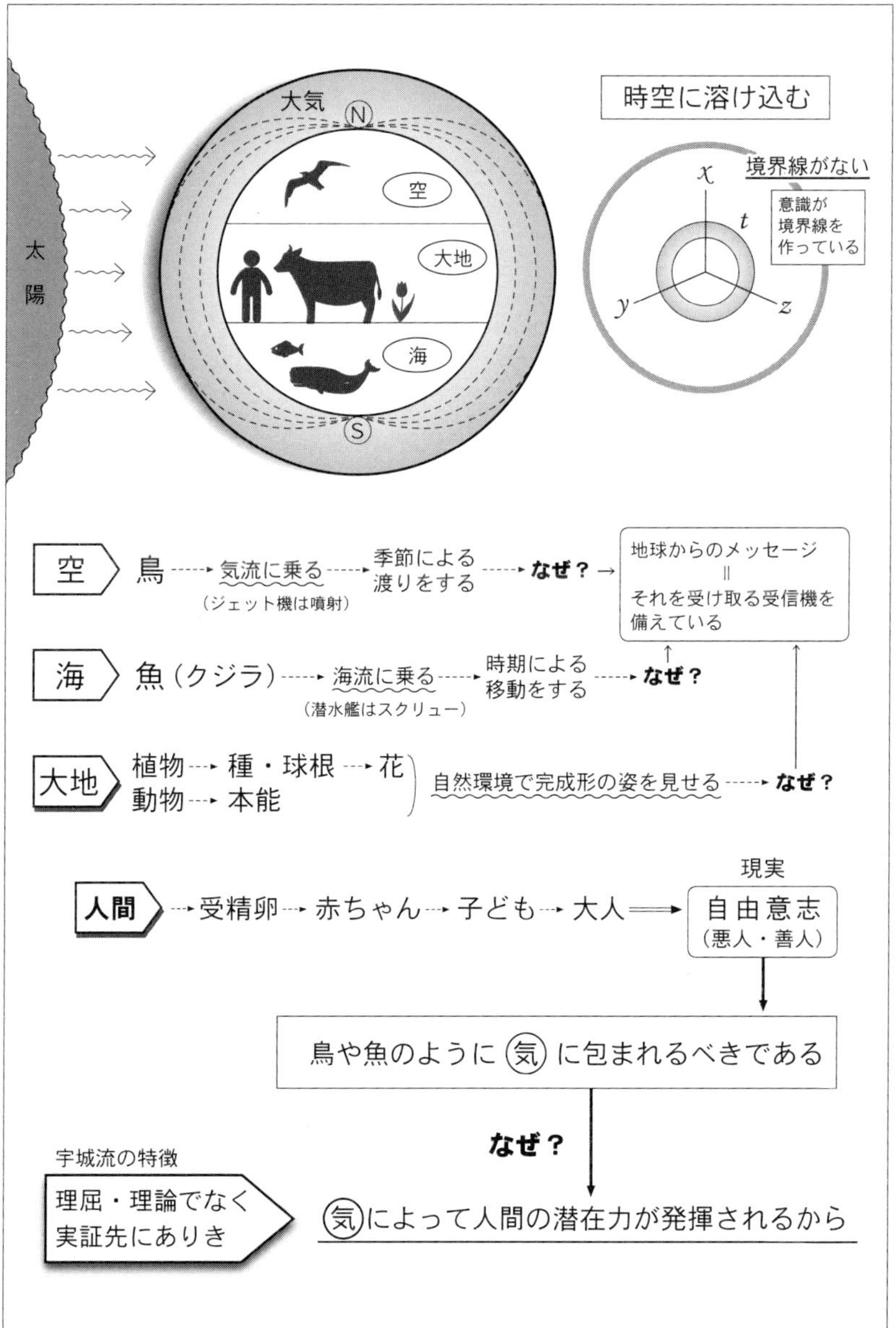

図6．地球上におけるそれぞれの生命体の生き方

鳥や魚のように、宇宙・地球からの情報を受け取るためには、まずは「気」が切れてしまった「死に体」の状態から、「気」の通った身体「生き体」になることが必要です。

下澤 先生がおっしゃるところの、「死に体」「生き体」について、もう少し具体的にお話をいただけますでしょうか。

宇城 「死に体」の身体とはどういう状態のことを言うのかを、まずは身体で感じとってもらうために、以下の検証方法を紹介します。

検証 2人組んで、1人があぐらをかいて座り、もう1人が両手でその人の背中と胸を挟みます。この時、何もせず自然にしていると、あぐらをかいた人の背中側と胸側の皮膚細胞を両手に感じることができます。

ところが、この時に相手の背中側を押すと、押された人は「倒れまいと頑張る」、すなわち意識を働かせて押し返そうとします。すると押している背中側の手には相手の細胞の存在を感じても、反対側の胸側の接触感覚がなくなり、皮膚の細胞が消えたようになります。この時の身体の状態が「死に体」です。なぜ「死に体」かと言うと、この皮膚感覚がなくなるという点と、その胸側を押すと、簡単に相手は引っくり返ってしまうからです。（写真105ページ）

今度は先ほどとは逆の胸側から押してみます。すると今度は背中側の皮膚感覚が消えるのが

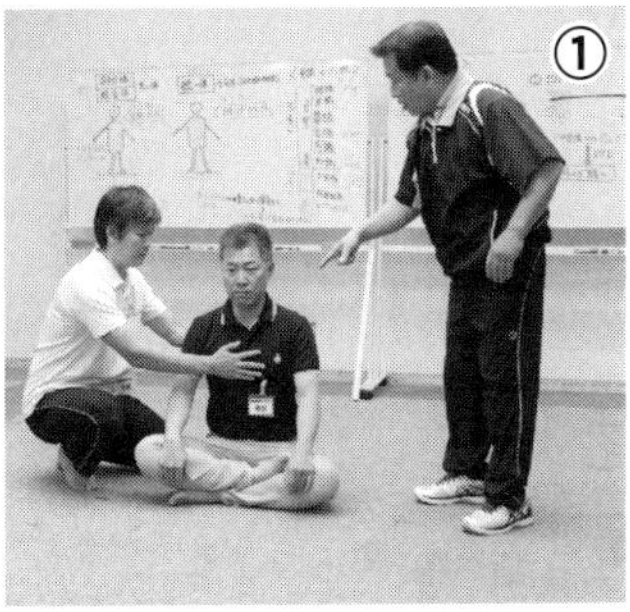

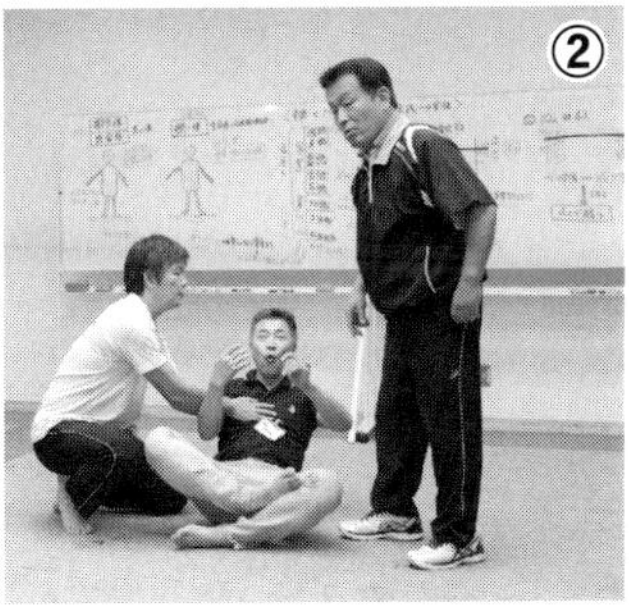

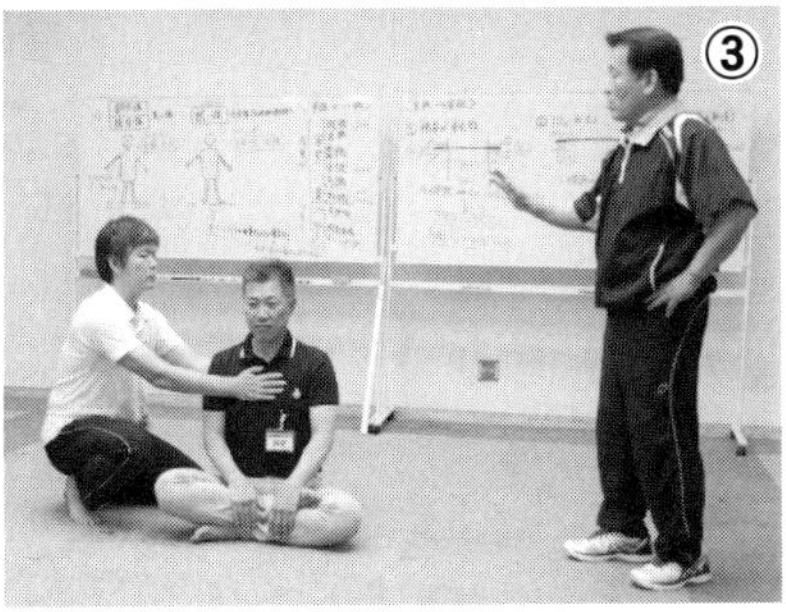

① 背中を押された時、倒れないように頑張るすると、胸側が「死に体」となり・・・
② 胸を押されると、簡単に崩されてしまう

③ 身体に気を通されると瞬時に「統一体」となり、どこから押されても強く、揺らがない

わかります。そこで背中をぽんと押すと、今度は前のめりに簡単に倒されてしまいます。

　このように一つの身体であるにもかかわらず、感触のある部分とない部分が同時に存在してしまう状態を「死に体」と位置付けています。

　今度は、相手の背中と胸を挟んでいる両方の手で、相手の身体をゆっくり前後にゆさぶってみます。ゆさぶられた人は、倒れまいと体勢を立て直そうとしますが、そのゆさぶられる身体を意識して立て直そうとしても、脳が後追いをしてしまうのがわかると思います。

　その時に、たとえば目の前の白板に書かれた計算式を解いてみろと言われても、とても集中して計算することができません。身体の外部からの刺激に対して脳もまたゆさぶられているので、そのような身体は、咄嗟《とっさ》の時になんら自分を守ることができないのです。つまりまったく実用的ではない身体、すなわち「死に体」になっているということなのです。

またこの実証事実は脳は身体の情報に遅れ、ついていけないことも一方で教えています。脳が先ではないということですね。

下澤　なるほど。そういう状況は日常でも多々あるかと思います。こうして教えていただかなければ、自分がその「死に体」、まさに死んでいる身体になっていることすら気づくことができなかったと思います。

宇城　そうですね。こういう実証体験をしないとまったくわからないと思いますね。今、多くの人がほとんどこの「死に体」状態にあることに気づいていないと思います。すなわち生命体本来のあり方からすると「使えない身体」になっているのです。本来使えるはずの身体がなぜ使えないのか。それはこの「死に体」の身体というのは部分体になっていて、部分体は言葉通り部分対応しかできないからです。その状況下では先ほどの実証で示した通り、細胞が活性化されている所と、そうでない所が入り混じっている状態となっているのです。

相手が押してきたら、押されまいとする、引いてきたら引かれまいとする。このように部分対応しかできない部分体は、常に「対立構図」を生み出しているのです。この対立構図のメカニズムは、実は身体の動きで最も嫌われる「居つき」を生じさせ、身体の自由を奪っています。この「居つき」は武術では最も避けなければならない体勢であると同時に「隙」となります。またスポーツや日常では怪我の原因にもなります。こうした身体の対立構図の癖が、人間をもろくし、さらに人間関係でも意識的に、あるいは無意識に衝突を起こす原因となっているのです。

木村　身体の対立が人間関係という心理的、精神的面にも影響してしまうということですね。

宇城　そうですね。しかし身体の対立を作っている原因は、「意識して」という命令源のほうにあるのです。身体を「意識して」動かすということは、脳からの命令のもと、意識した所だけの動きとなって、結果、部分体の動きとなるからです。

この部分体による対立構図の「死に体」状態にある時は、たとえば正座している人がその両肩を別の人に上からがっちり押さえられると、立ち上がろうとしても、押さえられている両肩の接触部分に対立が起き、立ち上がれません。この時に、正座している人が両手を前方に出し、くるくる円を描くように手を回しながら立つと、簡単に立つことができます。この実証方法は誰でも簡単にできます。

なぜ立てるかというと、手をくるくる回しながら立つと、立とうとするその意識が、他のところ、つまり、回している自分の手のほうにいくので、立つほうが無意識となり、結果すんなり立てるということなんですね。（写真108ページ）

この実証からもわかるように、「立とう」とする意識、すなわち脳からの命令は、肩に対立を

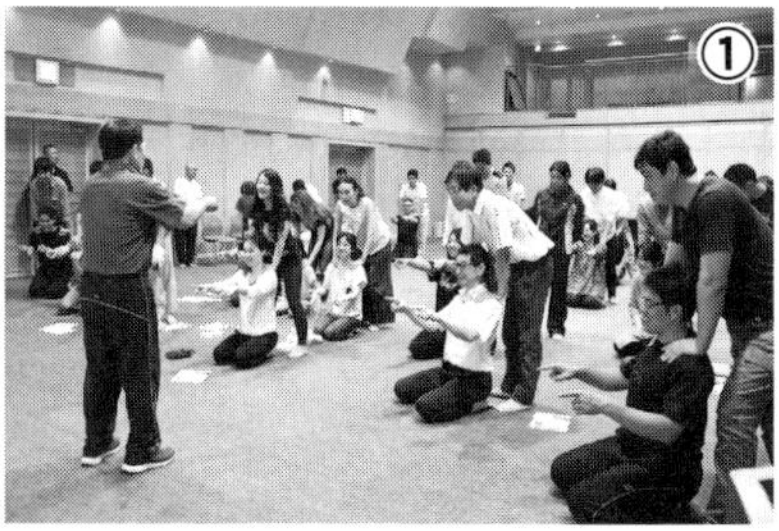

① 肩を押さえられて立てない状態で、両手を前に出し同じ方向にくるくる回しながらだと・・・

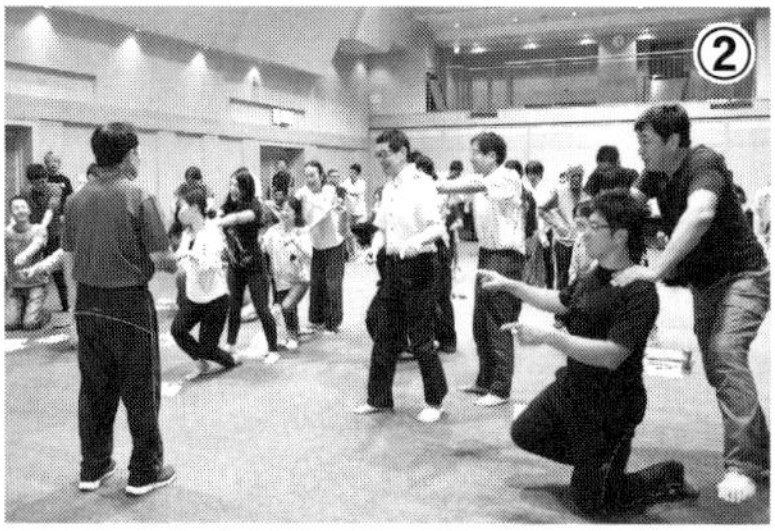

② 簡単に立つことができる

生じさせてしまうので、かえって立てなくしてしまうのです。このように、部分体の身体の動きは人間本来の37兆個の細胞の活性化を妨げてしまい、相手と調和することができません。ここに必要なことは、この「死に体」から「生き体」にパラダイムシフトするということです。それは自転車に乗るのと同じで、一回乗れたら一生乗れるというように、後戻りしないシフト、非連続の量子的ジャンプをすることです。

「死に体」から「生き体」へ

下澤　我々は「そのことに集中しろ」とか意識を強く持つことが物事の解決に役立つと思いがちですが、頭脳による意識こそが対立の原因になっているということですね。このことは本当に大きなパラダイムシフトだと思います。

この手を回しながら立つというのは、意識〝してしまう〟ことを防ぎ、結果として「立てる」ことを理解させるためのいわば、方便としての実証方法だと思います。この検証で発揮されるような力を日ごろ実践し、活かすためには、どのようなステップをたどるべきなのでしょうか？

宇城　そうですね。本質へ導くための方便として非常にわかりやすい実証方法として行なっているのですが、大事なことは部分体から統一体へのステップを踏むということです。先ほどのあぐらをかいている人の背中と胸を両手で挟み、前後にゆらしている状態の身体に、こちらから「気」を通してみます。すると先ほどまではゆらゆら揺らされていた身体が、とたんに強い身体、すなわち統一体となり、ぐらつくことはなくなります。それだけでなく、押している相手をそのまま簡単に投げることすらできます。

このように、「気」を通された身体は、部分体から統一体になり、外部からの力に調和し融合する、すなわち相手と一体化し、対立の力は吸収し、相手のゆらす力に対してもぐらつかず、かつ相手を投げることもできるわけです。身体に「気」を通されることでそういうことが身体でわかる。つまり、統一体を自分の身体で体験できるから、わかるのです。その体験は脳も後追いで参加できているわけです。

下澤　はい。「気」をかけていただいた時、最初はなぜかわからないけど、「投げられるような気がする」という感覚でした。この稽古の体験を何度か繰り返す中で、押さえる側、押さえられる側のどちらの立場であっても、相手に触れている面が溶けて消えていくようになることがよくわかります。境目がなくなって一体化していく。これが統一体であるわけですね。

まさに、身体が頭脳の何倍も賢い、身体が先に理解したことを頭脳が遅ればせながら追いついてきている、ということを実感しています。

木村　「身体が統一体になる」や、「力に調和し融合する」という言葉は、おそらく言われただけでは、一般にはその意味がすぐには捉えにくい言葉でもあります。でも道塾で実際に自分の身体を使って「死に体」から「生き体」への変化を体感すると、その言葉の意味が、腹にすとんと落ちたようにスッと入ってきます。

それは紛れもない自分の身体に起こっている感覚なので、意味と感覚がイコールで結ばれるという感じです。

宇城　その通りだと思います。この体験は理論や推測では不可能だと思います。それはビールの味を言葉で説明するようなもので、一口飲んでその味を知るということには到底かなわないからです。実証先にありきは自分自身の身体を通して体験できるところが素晴らしいことだと思いますね。

このように私たちは身体の感覚を優先させ、「気」の通った本来の身体、統一体を取り戻す、取り込むということです。私たちの身体は本来、「気」が通れば今の常識では考えられないような力を発揮できる身体であるのです。地球は宇宙がつくった創造物ですから、当然そういう力を地球上の生命体は秘めているわけであり、同時に人間も宇宙のつくった創造物ですから、人間の身体もその情報をキャッチできる力を秘めているわけです。何と言っても「気」を通すと実際そうなることが何よりの証ですが、それに気づき、今の常識にない本来の力、すなわち潜在力に気づき、それを発揮することだと思います。

「気」は自得の世界

下澤　「生き体」になるには、「気」を取り込み、「気」の通った統一体になることが大切であることは理解できました。ここで、ハウツーはいけないとは思っても、どうしても聞きたくなるのですが、どうしたら「気」を取り込むことができるようになるのでしょうか。

宇城　気持ちはわかります（笑）。しかし「気」の修得はハウツーの世界の中にいる限り、その答えはありません。それはまさしく最初に自転車に乗れる時の状況と同じです。乗れるようになるのに、乗り方のテキストや筋力トレーニングは不要でしょう。自転車を手にしてひたすら「こける」を繰り返す中で徐々に身体が要領を得、ある瞬間から乗れるようになる。それと似たようなことだと思います。そして一度乗れるようになると一生乗れます。つまり、自得の世界ですね。

あえてその上で、どのようにして自分の身体に「気」を取り戻すか、取り込むかということを言うと、先ほどからも述べているように「時空に溶け込む」身体をつくることが必要であると考えています。「時空に溶け込む」とは、インクを水に垂らすとインクは水に自然に馴染んで勝手に水に溶け込んでいきますが、そういう感じで、時空の中であらゆるものと一体となって境界線をなくしていくという状態に向かうということです。

下澤　その境界線がなくなるという状態というのは、どのような感じなのでしょうか。

宇城　もちろん境界線をなくすということは、言葉では理解できますが、現実的には、そこへ向かう具体的なプロセスが必要です。その具体的かつ能動的な方法として、これから紹介する宇城式メソッドがあります。

知識の頭で考えていては、取り込める情報量は少な過ぎますが、身体を通して体験を通して身体からの情報を頭に取り込むようにすると、身体は自得のプロセスへ向かいます。このメソッドでは、まずその入り口に立つことを目標にしています。

なぜ「入口」かと言うと、この入口までのプロセスが非常に重要だからです。この入口に立てるか立てないかこそ、自得への道への重要な鍵となるからです。つまり、皮肉なことですが、この「どうしたら修得できますか」という「問い」が自分の中から消えた時が、入口となるのです。

「どうしたらできるようになりますか」は自己中心にある欲望であり、相手の時間の略奪です。その反対にあるのが、相手に寄り添うです。つまり「気を遣う」です（笑）。

木村　その入り口へのプロセスについて、具体的にお話しいただけますか。

自得の入口へのプロセス

宇城　私が指導の基本としていることは、「教える、学ぶ」ではなく、「気づかせる、気づく」というプロセスだということです。それはこの図を見てもらうと、わかりやすいかと思います。(図7　115ページ)

宇城式プロセスは、自ら進んで、すなわち能動的にやる方法と、「気」を通してもらう、すなわち外からの働きかけによって変化を体験して気づいていくという方法があります。本書はあくまで私が自在にする「気」の解明についてをテーマとしているので、プロセスについてはこれまでの著書を参考にしていただいて、ここではその概要のみ紹介させていただきます。

ステップ①　所作による修得（形、動作の中にある心）

まず自分でできる所作についてですが、すでにいくつか本文で紹介しましたが、所作には、躾や伝統文化に伝わる日本の礼や正座などの形があります。

一例を挙げると、正しい礼「おはよう、こんにちは」といった礼をした時と、中途半端な、いいかげんな挨拶をした時の身体の強さを検証すると、正しい礼をした時のほうが身体が格段に強くなっていて、いいかげんな挨拶の時は弱いことがわかります。

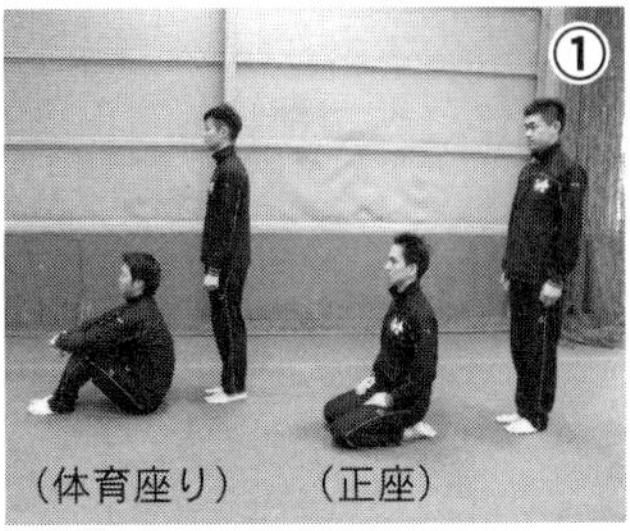

① １人は足を抱えて座り（体育座り）、もう１人は正座で座る

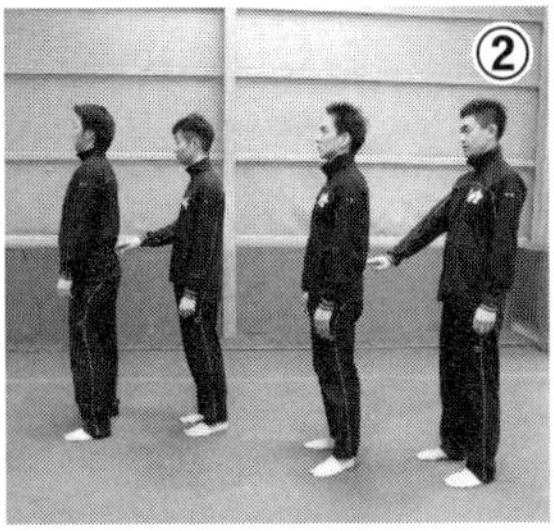

② ２人にそのまま立ち上がってもらい･･･

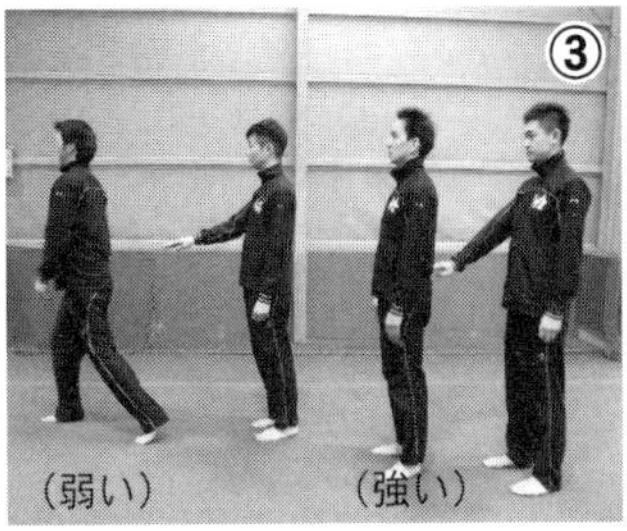

③ ２人の背中をそれぞれ後ろから押すと、体育座りの人は弱く、正座の人は強く、ぐらつかない

また、正座と体育座りなどの座り方でも、その後の動作において正座は強く、体育座りは弱くなります（写真上）。

木村　このような所作の形によって身体の強さが大きく変わることは、何か時間あるいはエネルギーとして関連する「気」の作用が働いているのでしょうか？

宇城　そうですね。先ほども「今の中に未来がある」という話をしましたが、この、座っている時のあり方が、正座か体育座りかの中に、その先の、立った時に強いか弱いかの「差」が出てきます。座っている時を「今」とすると、その「今」の中にすでに、ちょっと先の立った時の未来時間が内包されているとも言えるわけです。「未来」が内包されている、今の中にある未来時間という意味で、同時性時間という表現をしています。

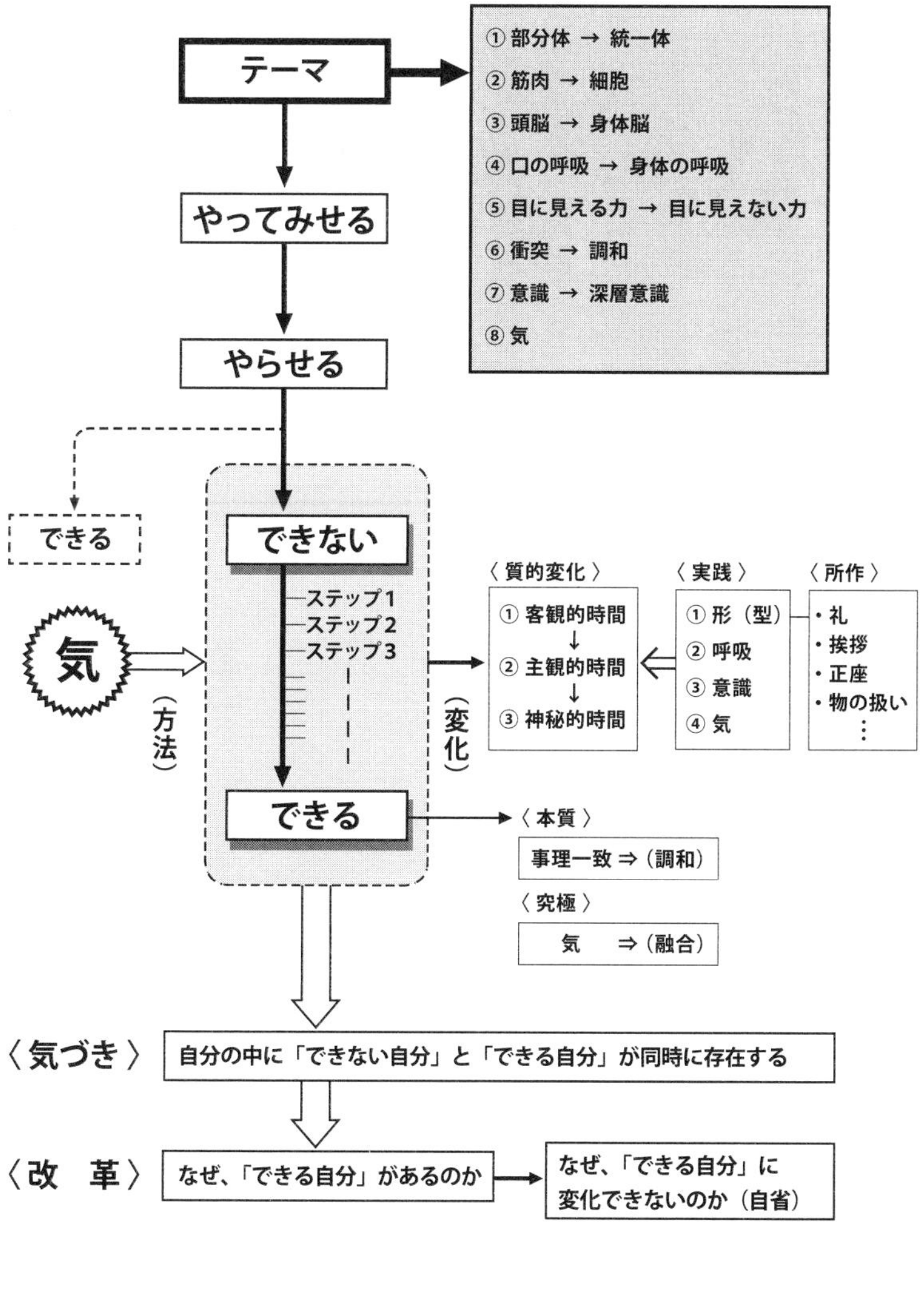

図7．宇城塾　自己改革プログラム

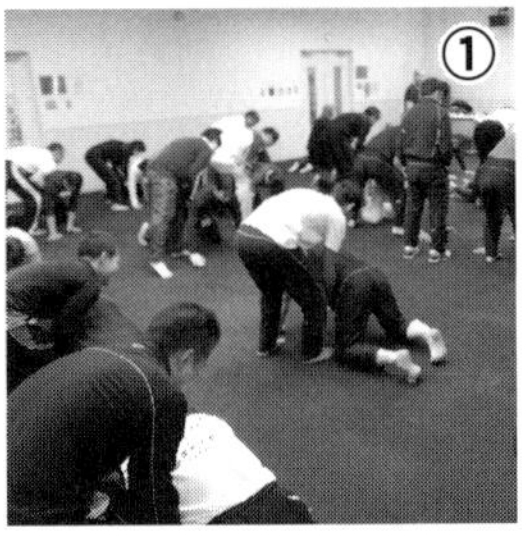

① 四つん這いの人をひっくり返せない

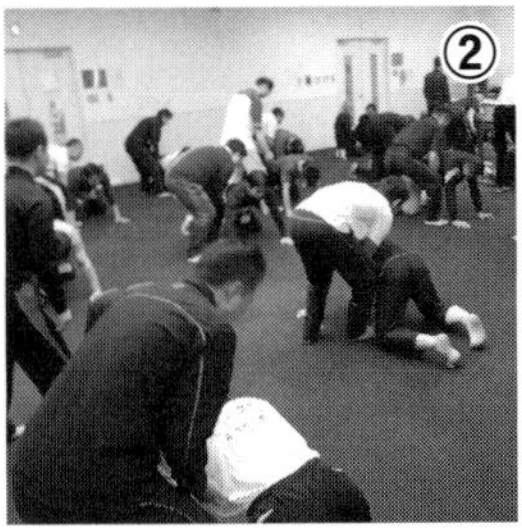

② 四つん這いの人を、赤ちゃんを抱くようにすると・・・

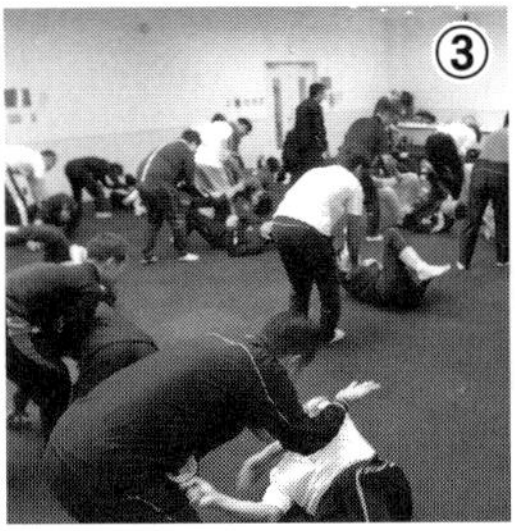

③ ひっくり返せる

ステップ②　意識による統一体の修得（心を伴った意識）

宇城　形や所作だけでなく、それに伴って、相手への思いやりや優しさ、さらには相手を思うがゆえの厳しさという心が伴った動きや行動は変化を生みます。それは自分はもちろん、相手も強くなるということです。

　たとえば、四つん這いになった人をもう一人の人が引っくり返すという場合、力で引っくり返そうとしてもなかなか倒れません。それは自分と相手の関係において「対立」が起きているからです。しかし、赤ちゃんを抱くようにしてやると、簡単に倒すことができます。つまり思いやりの心があるかないかが、そうした差となるということです。（写真上）

　同じく四つん這いになった人を足で引っくり返そうとすると、まったく動かすことができません。しかし、そこに「マムシがいるよ！」というように、危険な状況を想定して「その人を守るんだ！」という気持ちでやると、簡単に相手を引っくり返すことができます。相手を思うがゆえの厳しさにもそういう力があるということです。

木村　形や所作に伴う、心のあり方の大切さは道塾の実践で何度も体験します。まったく違う力が自分の身体に湧き上がるのを体感する時、心がそれを今可能にしているんだという事実を突きつけられている感じがします。

ステップ③　宇城考案の型　感謝の型

宇城　身体を統一体にする型として、感謝の型を考案しました。ステップ④では、呼吸法を紹介していますが、このステップ③では、この呼吸法の形（動作）を、以下の感謝の言葉とともに行なうというものです。これをするだけで、自分自身はもちろん相手にも変化が起こります。

あなたに感謝　（私からあなたにありがとう）
みんなに感謝　（私から皆さんにありがとう）
天に感謝　（天に感謝します）
地に感謝　（地に感謝します）

木村　この感謝の型は動作もシンプルでどんな人でも行ないやすいものだと思います。そして地球（地に）に生まれ、宇宙（天に）の時間の中で人間関係（あなたに）や社会生活（みんなに）を送るための、身心を創る一つの確かな「技術」なのだと思います。

ステップ④　宇城式呼吸法

宇城　これは、身体に「気」を流すという呼吸法を伴った型として考案したものですが、まさに身体を居つかず自由に使えるための実践呼吸法です。動作はステップ③と同じですが、ステップ④ではこれに正しい呼吸が伴います。呼吸と言っても従来の腹式、胸式、丹田などの身体の各部を「意識」して、あるいはイメージを主にした呼吸法とはまったく異なります。

生まれながらに持つ身体の潜在力を発揮するには、身体に「気」を通し、身体を一つにすることが必要です。この呼吸法は本来の自然体である身体を取り戻すためもので、それは武術の極意にも通じる、隙のない身体をつくります。この呼吸法については、拙著『身体に気を流す宇城式呼吸法』に詳しく書いていますので、そちらを参照ください。

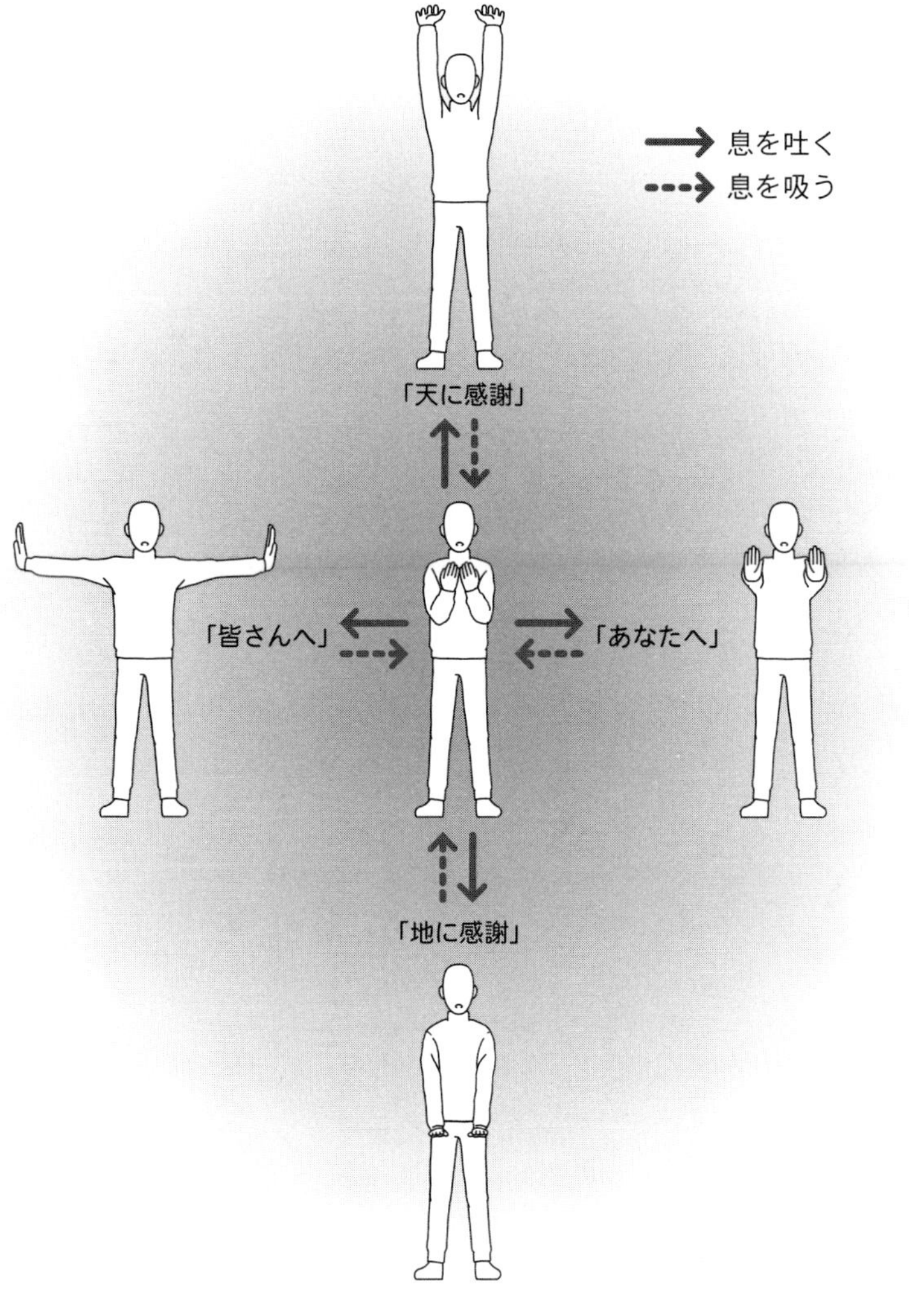

図８．感謝の型
『身体に気を流す 宇城式呼吸法』より

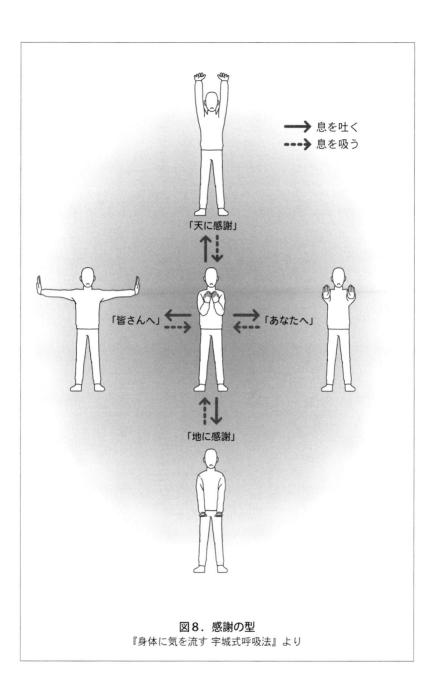

宇城空手を通しての高次元のステップアップ法について

下澤　そうしたステップアップの最高峰が、空手の型ということになるのでしょうか。

宇城　そうですね。日常の所作以外の具体的なステップアップはやはり宇城空手の型と組手にあります。型は一人稽古の目安として、組手はその応用としてどちらも大事ですね。空手と言っても一般に行なわれている対立を生む空手ではなく、調和を生む空手でなくてはなりません。

つまり試合形式、勝ち負けをとるスポーツ武道の空手は相手と衝突する力の世界であり、そうした力のレベルにとどまっている限り加齢とともにすべてが厳しくなっていきます。加齢に対しては、目に見えない力、衝突しない力、すなわち調和融合する力が必要であり、そこへ向かう正しいプロセスが必要です。その最高峰にあるのが「気」であるということです。

私は空手だけではなく、同時に居合もやってきました。空手は素手ですが、居合は道具として日本刀を使います。素手の空手とは違って居合では刀を相手に当てるということは即座に相手を確実に傷つけ殺すことになります。ですから相手を傷つけずにその力をいかに自在に使えるようにするかという修業の中で相乗効果がありました。そういう中で、「気」が自分の中で高まっていったところがあります。

ただ、私が現在自在にしている「気」は、武道だけからくるものでは決してありません。大もとの種は仕事、技術開発、日常の中で培われてきたものだと思っています。これについてはのちほど詳しくお話しします。

稽古のあり方で最も重要なのは、非可逆的なステップアップです。自転車に乗れたら、その後ずっと乗れるというように、あと戻りしない成長プロセスを踏むということです。

この非可逆的な術技こそが武術にとって絶対術技の証です。まさにそういう稽古を通して真の「事理一致」になっていくわけです。

ここでは、宇城空手を通してステップアップしていく段階の概要を紹介するにとどめますが、詳細は拙著『武道の原点』『武術空手の知と実践』『武術空手への道』『武術空手の極意・型』などを参考にしていただければと思います。

ステップ①　型の外面の修得

型を正確に学ぶことで、自分の身体にその型を映していく段階です。

ステップ②　型の基本分解の修得

型を繰り返し稽古する中で、型の意味を身体で学び、それを技につなげていく段階です。

ステップ③　型の内面の修得

型の動作を外面から内面の動きに変化させていきます。この③のステップは、意識（脳）の世界から無意識化に持っていくプロセスです。

ステップ④　型の内面による基本分解組手の段階

その型が使えるか使えないかを「投げ技」で実証する、すなわち最後を投げに変えて極める段階です。

ステップ⑤　型の応用分解

これは、相手に入って、型を応用し、相手を制する段階です。

「相手に入る」というのは、相手の攻撃の中に入っていくわけで、当然相手から打たれるという恐怖心が出てきます。一般的によく言われるのは、相手から打たれる恐怖心を消すには精神面を高めればよい、そうすれば心が強くなる、などですが、それは所詮、精神論に過ぎないものです。相手に入るということは、「相手に入るという技」が先にあれば入れるのであって、その技があれば怖さも消えるのです。

昔から伝わる武術の極意に

「斬り結ぶ太刀の下こそ地獄なれ　一歩踏みゆけば極楽なり」

がありますが、怖さの克服は、あくまでも一歩踏みゆけば、とあるように「入る技」を身に付けることで克服が可能であるということです。

ステップ⑥　事の起こりをキャッチし相手の事の起こりを押さえる（枕を押さえる）段階

これはつまり相手の事を起こそうとする脳の命令の電波をキャッチするということです。具体的には、相手の脳のニューロンが筋肉に対して発する命令を、理屈で言えば、相手よりも早くこちらがキャッチしてしまう次元です。このようなことができて初めて、相手と戦わずして勝つに近づくことができるのではないかということです。

武術古来の極意で表現すれば、

「打って勝つは　下の勝ちなり
勝って打つは　中の勝ちなり
戦わずして勝つは　上の勝ちなり」

というステップを踏む、すなわち、実践すること、その段階こそ「気」という発現のもととなるということです。

「気」は人生における生き様の体現

下澤　先生の空手についてのご著書はたくさんありますので、ぜひそれらを参照したいと思います。ここでお聞きしたいのは、先生は、触れずに相手を倒したりもしておられますが、そこへいくまでの段階として何か前提があったのでしょうか。

先生は「気」とは自得の世界だとおっしゃいましたが、その先生が自得に向かった最大の要因というか、原動力には何があったのでしょうか。

宇城　そうですね。「気」というと武術的要素があるように思われますが、私が空手と居合をやったから、「気」に至ったという単純なことではありません。大きかったのは、空手でも居合でも良き師匠に出会ったことだと思っています。

空手は座波仁吉先生、居合は川崎武雄先生でしたが、こと連盟などの組織にあっては、とかく人は周りに流されやすいですが、両先生とも組織の中で組織に流されず、自分の信念を貫き、完全な職人気質の先生でした。この両師匠から、技はもちろん、人生そのもの、すなわち生き様を徹底して学んだことが大きかったと思います。

「気」は両先生から学んだわけではなく、私独自のものですが、その大もとの種はどちらかというと武道より仕事、とくに世にないものを作るという技術開発や会社経営、つまり社員を守るという両方に携わってきたことが大きかったと思います。

木村　先生はたしか、電源開発の技術者でおられましたね。

宇城　そうです。電源に関しては、当時の松下電器のマックロードムービーの一号機から開発に携わりましたし、アメリカのシリコンバレーをはじめ、日本の各大手メーカーの半導体メーカーと電源の重要なＩＣの開発に取り組んだりしました。

ＮＡＳＡとのスピンオフでの共同開発や、イリジウム衛星携帯電話では開発本部長として、一日何時間どころか一週間に何時間寝たのかというほどの厳しい開発に携わりました。当時を振り返ってもよくやってきたと思いますが、その時の体験があったからこそ、時間に対する概念なども必然的に変わってきたのではないかと思います。

まさに時間の経過ではなく、瞬間、瞬間の結果の連続であるということ、すなわち「結果が出なければ無意味」という時間の連続ですから、「徹夜しました、頑張りました」という精神世界ではないのですね。このビジネスでの体験が、私の「気」の自得に大きな影響を与えたと思っています。

下澤　その先生の「世にないものをつくる」という開発の仕事は、まさに「無から有」を生じる世界であり、今現在、先生がやられている、「気」によるエネルギーの創出につながるものであるのですね。

宇城　そうですね。昔の剣の世界では、生と死が常に背景にあり、やり直しのきかない中での厳しい修業であり、否応なしに真剣さがある世界でした。現在にあっては剣こそ使いませんが、私が携わってきた仕事では、とくに電源開発にあたっては、二大憲章として、感電死から守る「人命の保障」と、火災から守る「財産の保障」が義務付けられ、それに対して世界各国独自の規格がありましたから、それを死守しなければならず、その規格法律を踏まえて設計しなければならなかったんですね。その厳しさがあり、妥協は許されない世界でした。人命に関わるわけですから、当然と言えば当然なんですね。

また30代の頃の仕事では、常に何十億、何百億という額が動くような世界の中で、かつ数百人という社員に対する経営責任を負う立場にあったので、まさに昔の真剣を使った侍に匹敵する、つまり形を変えた生と死の真剣な世界であったと言えるのではないかと思っています。

結果が出るまでやり続けられる研究とは違い、企業における技術開発は、よく「技術から時間を取ったらただの遊び」と言うように、常に時間との勝負であり、そうしたことの上に、さらに他社との競争に打ち勝つためには品質や価格、納期の優先差が問われる世界です。限られた時間の中で世にない新製品を作っていく、このプロセスは、空手、居合の修業とともに、「気」に至る必要プロセスだったことは間違いありません。

同時に、企業人として、トップとして、人間関係においても、相手を説得し、納得させながら事業を前に進めていかねばなりませんでした。そのためには、相手を蹴落としたり、相手と対立したりするのではなく、しかし妥協するのでもなく、相手の信用と信頼を得ながらやっていくことが必須でした。そういう日常のあり方に加えて誠を極める空手や居合との相乗効果で、常に進化を求めて止まずという「大河にコップ一杯の水」、すなわちスピードがあればコップ一杯の水も大河に飲み込まれず進んでいけるという、宇城流理念と実践の中で、「気」もどんどん高まっていったということではないかと思います。

木村　まさに先生の生き様そのものから、今自在にされている「気」が生まれてきたということなのですね。先生の「気」については、今の科学で解明するというよりは、むしろ新しい「未来科学」を提案する中で解明していくというのが、今回の答えではないかというように思います。

幸せの法則――調和を生み出すエネルギー

下澤　私もそう思います。最後に、先生はこの今展開している、自在にされている「気」をどのように、具体的に役立てていかれたいと思っていますか。

宇城　「気」によって実証している「力でない力」の存在や現実に存在する「調和の力」などを、多くの人に気づいてもらいたいと思っています。そのことが持論の「現状維持は退歩」から「進歩・成長とは変化すること」に向かうきっかけとなり、それが今ある様々な課題の解決の糸口になればという思いがあります。

何より、この「調和の力」というのは私たちが生まれながらに持っている力であり、それは、「子どもにできて大人にできない」現実を子どもたちが実証してくれていることからも明らかです。「調和の力」は言い換えれば「幸せの法則」とも言えると思いますね。

下澤　それは、先生がよく検証でやられる、大人のスクラムを押すという検証で、子どもは簡単に押せるのに、大人はまったく押せないという検証でも明らかですね。まさに「子どもにできて大人にできない」。（写真129ページ）

宇城　そうです。この子どもというのは、幼児、小学生、中学生のほか、赤ちゃんやお腹に生命を宿している妊婦さんも含みますが、ここに属する人はほとんど全員と言ってよいほど、スクラムを簡単に押し崩すことができます。しかし、この実践は高校生になるあたりから、だんだんできたり、できなかったりして怪しくなっていき、大学生、大人になると、まったくできないのが現実ですね。

なぜできなくなってしまうか。それは、大人になると「スクラムを倒す」という概念が筋力の「力」になってしまうからです。子どもはその概念がないので、崩せるのです。この比較でもわかるように、子どもより力のあるはずの大人ができずに子どもができるという現実は、明らかに「力でない力」が存在しているということです。また一方で、このできない大人に子どもが手を

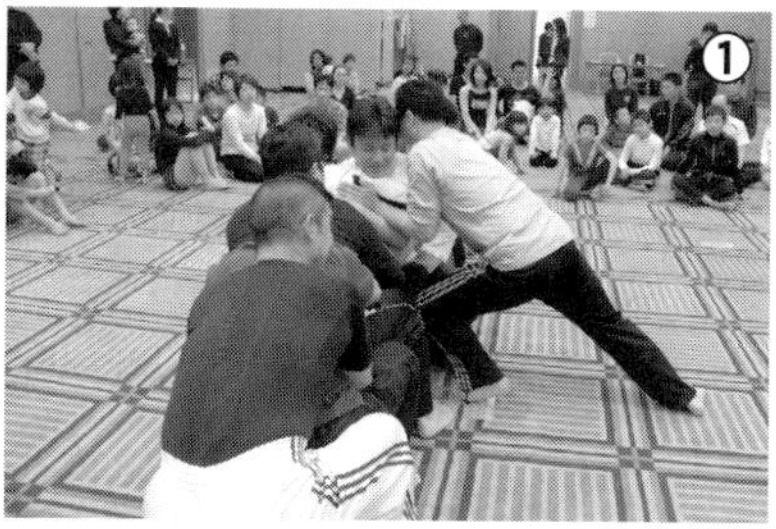

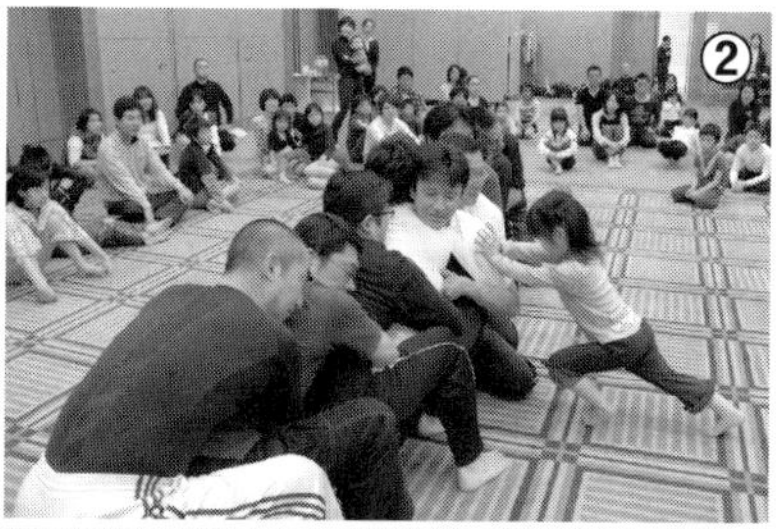

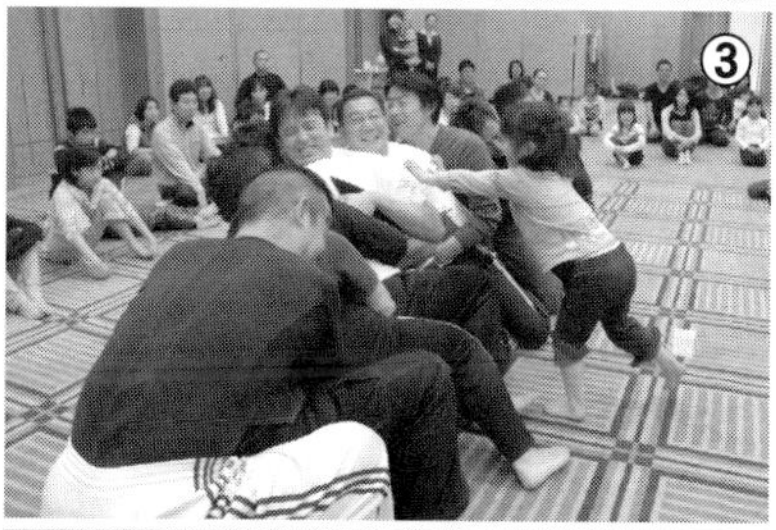

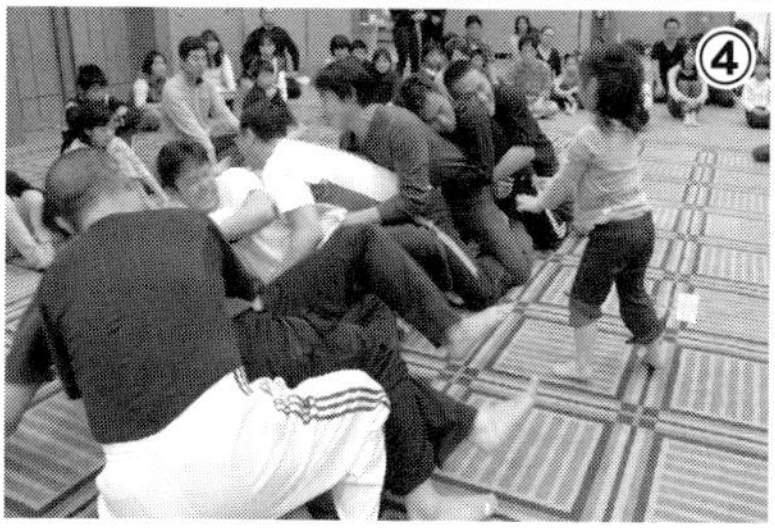

宇城憲治著『心と体 つよい子に育てる躾』より

① 大人８名のスクラムを男性が倒そうとしてもびくともしない。

②③④ ４歳の女の子が同じスクラムを簡単に倒す。

触れるだけで、とたんにスクラムは簡単に倒せます。このことは子どもから「力でない力」が大人に映っていくからなんですね。これが調和力です。

下澤　私たち大人は、力で押して、それで駄目なら、筋トレしてもっと筋力をつけよう、という発想しかできません。

宇城　子どもは押せる。でもこの子どもに「なんで倒せるの」と質問しても、子どもは答えられません。子どもにとってそれが自然であって、どうやってやったらいいかという理屈での答えはないのです。

私自身の場合は、もちろん大人ですが、簡単にスクラムを倒すことができます。それだけでなく、本書で何度も言及したように、第三者、つまりできなかった大人でも、「気」を通してやることで、簡単に倒させることもできます。

まさにこの「実証先にありき」の事実があるからこそ、「子どもにできて大人にできない」という今の常識からすると矛盾に思える「力でない力」の正体も見え、見えるからスクラムを倒せるし、そうした検証方法を組み立てることができるわけですね。それにしても大人ができないのは何と言っても「意識」が邪魔をしているからなのですね。

下澤　その、今の常識では考えられない「力でない力」の正体についてもう少し詳しくお話をいただけますでしょうか。

宇城　それは対立しない力、すなわち調和によって出る力ということです。自分の身体が調和構図をとれば、スクラムと自分の時空が調和し、スクラム側の一人ひとりにある無意識の対立意識が消え、押し崩すことができるということを一連の検証は示しているということです。

それはまったくスクラムを押せなかった大人でも、誰かとハグして、その直後に押すと、押

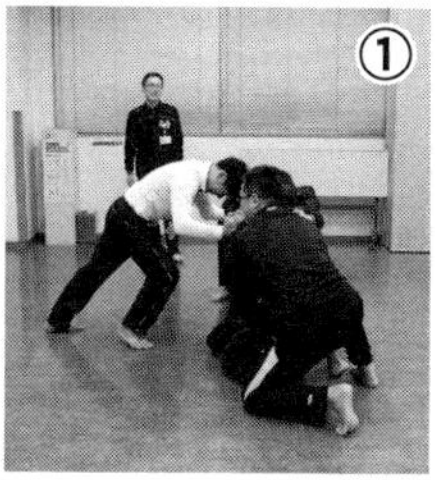

① スクラムを崩せないが・・・

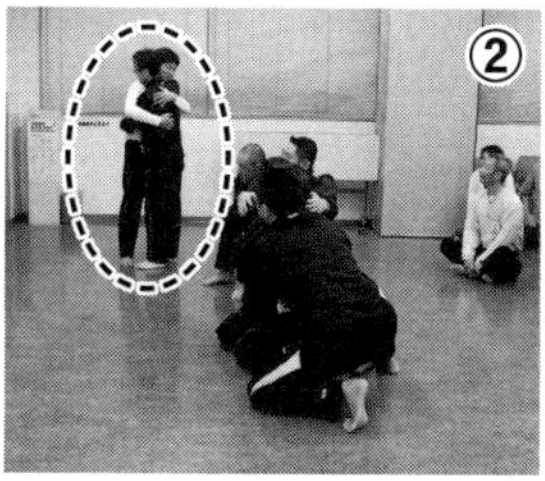

② ハグをすると・・・

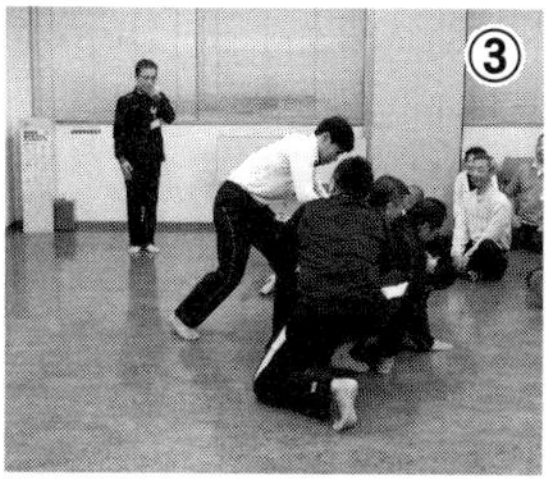

③ 同じ人が崩せるようになる

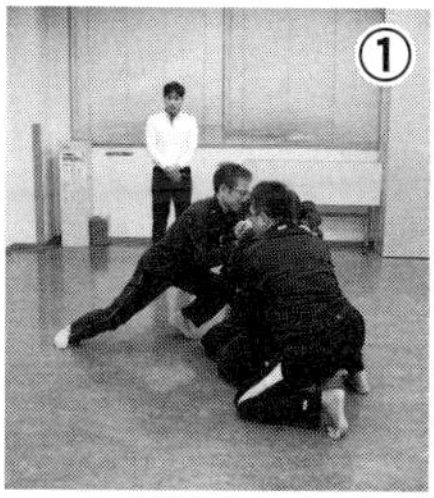

① スクラムを崩せないが・・・

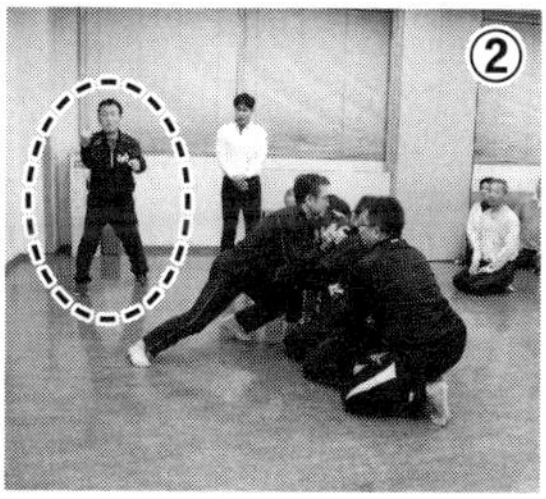

② 宇城がサンチンの型をすると・・・

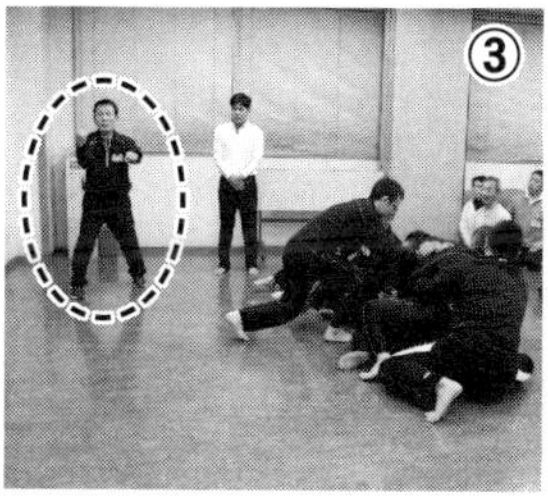

③ 同じ人が瞬時に崩せるようになる

せることからもわかります。

木村　つまり身体の対立構図が、ハグをすることによって、瞬間解かれるから、ということでしょうか。

宇城　そうですね。あるいは、私がその場でサンチンやパッサイなどの型や、木刀を正眼に構えるなどしても、押せなかった大人が押せるようになります。（写真上）

　別に型や木刀を構えずじっと立っているだけでも時空を変化させ、第三者が押すことができるのですが、それでは何をもって変化させているかがわかりづらいので、型とかを介して行なうようにしています。

　これは型が正しくできているか否

かの検証を同時にできるので一石二鳥でもあるわけです。

下澤　それは、先生の型がその場の空気全体を変えているということでしょうか。

宇城　そうです。型によって、その時空を対立の時空から調和の時空にし、雰囲気を変えることができているからです。

「なぜ倒せたか」を答えられなかった子どもでも、宇城空手の型を正しく学んだ子どもは、私と同じように、型を大人のスクラムの前でやるだけで、その場の空気が変わり、先ほどできなかった大人でも、スクラムを崩すことができます。

下澤　先生が、スクラムに向かって「突き」をするだけで、スクラムが崩れていくというのも見ていますが、常識では考えられないことですが、実際に私たちは見ているし体験しているだけに、不思議としか言いようがないです･･･。(写真133ページ)

宇城　そうですね。空手の型や突き、また居合の型などによって明らかに時空に何かが起きているということです。つまり「何か」とはすべてと調和融合するという現象です。これと似たような現象を理論上で追究したのがフランスの哲学者モーリス・メルロ＝ポンティ（1908〜1961）ですね。ただし理論と仮定実験ですから憶測の域を出ていませんがね。

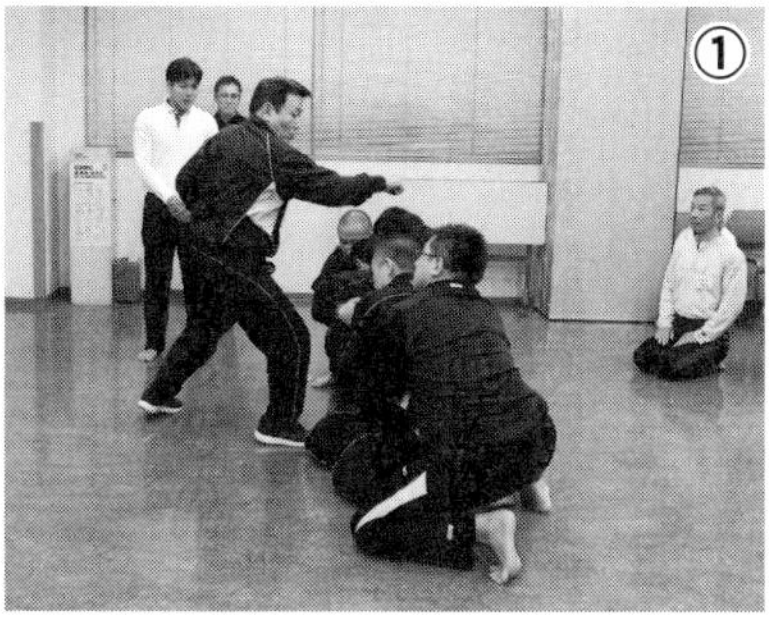

① スクラムに対し、宇城が突きをする

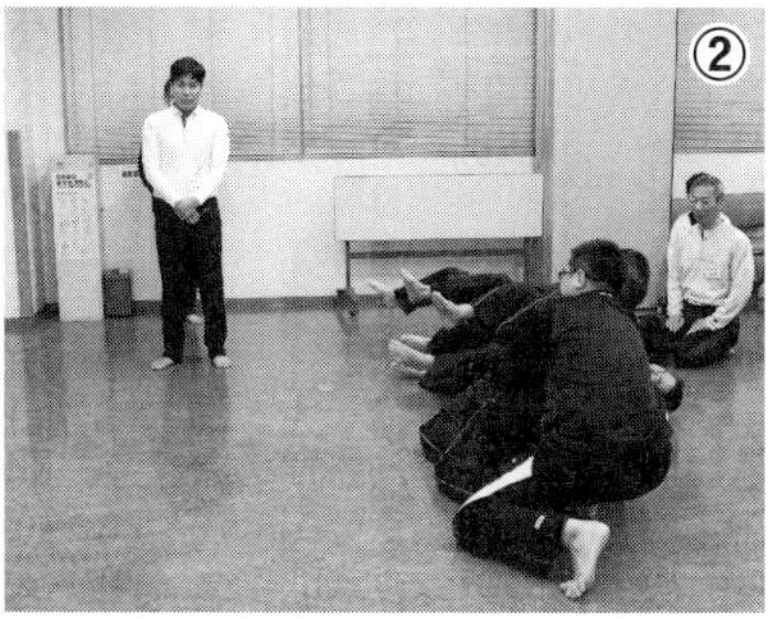

② そのまま放っておくとスクラムは崩れる。宇城は立ち去ったあと

私が実践している実証という事実は、一方で「できるか」「できないか」の世界でもあるわけですね。ですから点数で言うと、0点か100点ということです。さらに言えば、その度合いというのは100点どころではないんですね。千点もあれば、万点もある。

また同時に、この一連の検証事実は、今の常識の力のあり方を根本から考え直さなければならないことを示しています。つまり、倒そう（↓意識）では崩れず、調和する（↓心）では崩れるということを示しているわけです。

子どもは身体にまだ無意識の調和があるので、「倒す」という意識が大人のように出てきません。だから子どもはそのまま押すことができ、スクラムを崩せるということです。

ところが大人は成長段階でいろいろな知識から身体の調和が消え、「倒そう」という意識が勝手に出てきて、そこに力の対立が起きます。結果、押し崩せない状況を作り出しているのです。

下澤　我々はその「倒そう」がどうしても勝手に出てしまうので、投げ技でも「投げよう」になってしまって、相手と対立し投げられないということなのですね。

その時に先生が我々に「気」を通してくださると、身体の対立構図が解かれてそこに調和が生まれ、結果投げることができていたということなのですね。

木村　つまり先生の「気」は、そこに調和力を生み出すエネルギーとも言えるのですね。

宇城　それこそが宇城空手の真髄とも言えると思います。つまり相手を力で倒すのではなく、そこに調和を生み出し、相手にもエネルギーを与える。そのことがまさに、触れずに崩せるに至っているのです。またそういう境地は、先ほども述べたように武術の極意にある、

「打って勝つは　下の勝ちなり
勝って打つは　中の勝ちなり
戦わずして勝つは　上の勝ちなり」

の、この「上の勝ち」に匹敵する次元に近づいていっていると思います。

それは、江戸時代の新陰流にある「活人剣」の境地に向かうプロセスであり、その対にある「殺人剣（一死百生）」の両方を合わせ持つ「清濁《せいだく》併せ呑む」の身心を創り出す修業とも言えると感

図9〈今の常識や科学の矛盾から見えてくる 力の概念〉

1 大人６名ががっちり組んだスクラムを押して崩す検証（大人と子どもによる）

step1 ① 大人が押す → 押せない　　① 子ども（小１）が押す → 押し崩せる

子どもができて、大人ができない ⇒ **なぜ？**

step2 ② 気合いを入れて押す →　さらに押せない

step3 ③ ハグしてから押す　→ 押し崩せる ⇒ **なぜ？**

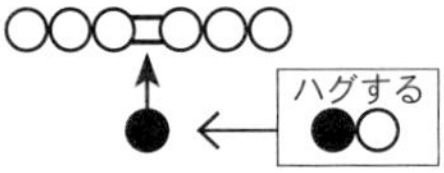

2 大人の宇城（著者）が押す

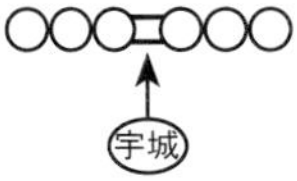

簡単に押し崩す ⇒ **なぜ？**

3 宇城が大人に「気」を通す

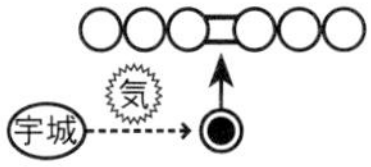

簡単に押し崩す ⇒ **なぜ？**

4 宇城が「サンチンの型」をする

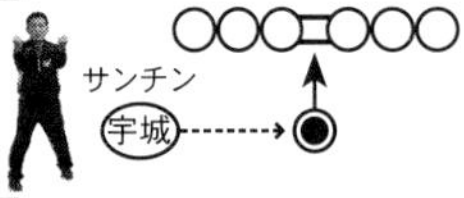

押し崩せる ⇒ **なぜ？**

5 宇城が「突き」をする

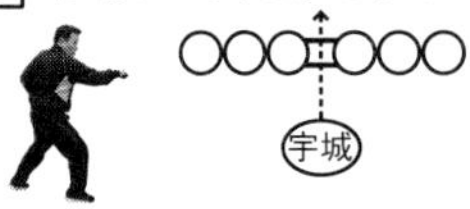

触れていないのに崩れていく ⇒ **なぜ？**

【結論】 この 1 ～ 5 の検証を通して言えることは、

６人のスクラムと押す側が〈対立構図／調和構図〉のどちらを取っているかにある。

じています。
以上は私自身が自分の修業として日々目指していることですが、指導者として「教える」というのは、言葉でということでなく、自分がやってみせることで、伝えることができるということです。
今の教育は、知識、理屈偏重の教育となってしまっているので、知識さえあれば指導できると勘違いをしてすべてを「教える」ティーチングになっているところがあります。本来は、自ら実践する中で、言葉を換えれば、自らの生き様、生き方を通して、その人の本来の力を「引き出す教育」、エデュケーションであるべきだと思います。

下澤　知識でなく、実践で――我々は、まさにそのことを先生から日々学んでいます。以前先生からお送りいただいた『弁顕密二教論』を拝見して、空海に興味を持ち、いろいろ著作を読み調べたのですが、先生の教えと空海の教えに非常に共通点が多いことにとても驚きました。

木村　どんな共通点があるのですか。

下澤　たとえば、『弘法大師空海全集』第二巻　請来目録に、
「真理はもとより言葉を離れたものですが、言葉がなくてはその真理をあらわすことができません。絶対真理（真如）は現象界の物を超えたものですが、現象界の物を通じてはじめて絶対真

理を悟ることができます。月をさし示す指（絶対真理をさし示す方便の文字）に迷うことがあっても、その迷いを救う教えは量り知れません。それは何も目を見はるような奇異な教えが貴いというわけではありません。国を鎮め、人を幸せにするものこそ価値ある宝なのであります。そのなかでも、真言密教はとくに奥深く、文筆で表わし尽くすことはむずかしいのです。ですから図画をかりて悟らない者に開き示すのです」とあるのです。

木村　本当にそうですね。まさに先生が、言葉では伝えることができない「気」の世界の〝科学〟をあえて「方便としての言葉」で伝えようとしていることと同じですし、また「気」を「知識」としてではなく、人を幸せにするという「技術」として、「実践」として確立しなければいけないと強調している点も同じですね。

下澤　そうなんです。空海はこの言葉による学びのほかに身体と心を加え「身体、言葉、心」という3つの学びを重視しています。しかし、先生の場合はさらに、「気の指導」という自らの世界を我々に身体を通して体験させるという手法もとっておられます。この指導方法については、おそらく空海も概念すらなかったのではないかと感じました。

木村　いつの時代も知識や理屈で学ぼうとする弟子がいて、指導者はそこを諭すのに苦労されているということですね。先生の場合は「身体を通して」であり、まさに学ぶ側は自分の身体が変化するので、否応なしに気づかされるというところがありますね。

下澤　ほかにも『弘法大師空海全集』第六巻に、あくまで密教を知識として知ろうとする最澄に対して空海が激しく反論しているところがあるのですが、「密教の宝蔵の奥義は、文章を得ることのみを貴しとしない、ただ心から心に伝えることが大切である」とか「毒矢を射ち込まれたらすぐにこれを抜き取るべきなのに、誰がどこから射たかなどと問うのは空しく」というような言葉で諭しているんですね。

宇城　その譬えはまさに交通事故で怪我をして頭から血を流して倒れている人を前にして救急車ではなく、警察を呼ぶようなものですね。それは社会のルールがまず警察が先、救急車があとになっているからなんです。生命の緊急を要するような時は当然命が先なわけですから、救急車が先ですよね。

本日は、いろいろな角度からの質問をありがとう。日本は気のつく言葉の多さ、多彩さから言っても、気の国と言ってもいいのではないかと思っています。「気」はまさに調和を生むエネルギーであり、すべての境界を取り外し、すべてが溶け合うという力を持っています。すなわち絆を生む力を持っています。

まさに世界平和への道であり、人類の幸福への道です。この素晴らしい日本文化としての「気」

をもって世界に貢献できればと活動しているところです。

木村　本日はありがとうございました。いつも先生にご指導いただいている身としては、少々的外れだったり、言わずもがなの質問になったのではないかと危惧しています。でもそれは本書を読まれる方がもしかしたらそこは聞いておきたいという思いを持つかもしれないと考えたことと、できるだけ先生からいろいろな角度、視点からの応答を聞いてみたいということがあったからです。

今回科学との関連で「気」の世界を眺める、あるいは「気」の世界から科学を評価する展開となりました。しかしそこからはやはり、「気」の実証はできているにもかかわらず、「気」とは何かに対する科学側からの言葉がまったく足りないことが改めて見えてきます。

もちろん誰か先達となって本腰を入れて今の科学で「気」を解明することも可能かもしれません。それはそれで歓迎すべきことです。しかし本書で見えてきた通り、既存科学が抱える課題を解消しない限り、「気」の世界を垣間見るにはどうしても限界があるように思えます。その限界を打破するのが「未来科学」だと本書では提唱します。

そしてそのヒントにもなるのが「気」による実証事実を基にストーリーを作ることだと。先生の序文にあるように日本には「気」のつく言葉がたくさんあります。これを裏返すと、「気」という言葉を使わないで会話をしようとすると、とたんに日本人は語れなくなるということです。

これからの科学が、本書で言うストーリーなしには語れなくなるような科学、すなわち「未来科学」に変化を遂げるための気づきを自得できる日、そんな日が早く訪れてほしいと思います。

本書で先生が説かれた、実証性、再現性、普遍性を備えた人間のための科学技術としての「気」の実証。目に見える姿としてのそれは、実証される「気」のレベルは人それぞれかもしれませんが、実証の存在そのものは疑いようのない事実として私のような「気」の素人を励まし続けてくれます。

そんな一介の塾生でしかない私が、今回このような先生の「気」の解明と展開を目指す本という稀代《きたい》の場に立たせていただいたことに心から感謝いたしております。身に余る大役でありましたが、同時にたいへん有り難い経験でもありました。

また先生がご自身の「気」の次元の高みをさらに目指すこと以上に、「気」というものを如何に社会の中に役立たせるかという、机上の空論ではない真の科学技術を目指そうとしている御姿に改めて感銘を受けました。ありがとうございました。

下澤　本日も貴重なご指導いただきありがとうございました。

今回お話しさせていただいて、いまだに自分のものの見方、考え方から要素還元主義が抜けきっていないことを思い知りました。

要素還元に基づく科学の恩恵があることも事実ですが、これを絶対視すると小さく分割した目に見えるものだけに注目してしまい、ものの〝間〟に存在する目に見えない流れや関係性がすっぽりと抜け落ちてしまいます。

以前の自分の学びは、大きな川の流れに生じた渦を知りたいとそれをコップで救い上げ、コップの中の水を見ながら、あれこれ推測して「わかった」と思い込んでいたようなもので、全体の大きな流れや関係性から切り取られた一部分を、頭（頭脳）の中の知識や言葉と比較して、頭（頭脳）で「わかった」つもりになっていただけだったのだと思います。

我々は身体と比べるとはるかに能力が低い頭脳や、頭脳が使う知識や言葉というツールの限界を忘れて、それが世界のすべてを正しく捉えていると思い込む癖があるように思います。

以前は、身体や心が感じたことを「ゆっくりだけど速い」「力ではない力」としか表現できないことを「矛盾」と感じ、何か理屈理論があるはずだと考えていましたが、今は逆に、このことが頭脳や知識や言葉が世界を正しく捉えるにはまったく力不足であることを示していると感じます。

また以前は、細切れの知識や言葉、理論や理屈を頭に蓄えることが良いことだと思っていましたが、今はそういったものは「幸せに生きる」方向に向かっていないことも遅ればせながら実感として感じます。

まだ病が抜けきっていない私ですが、今回の気づきをこれからの学びに活かし、先生が示してくださっている教えを心に映し、先生にいただいた空手実践塾の名に恥じないよう、生き方で実践・実証していきたいと思います。

最後に、このような貴重な場に参加させていただき、本当にありがとうございました。今後とも厳しくご指導いただけますようお願いいたします。

おわりに

「起きて、食べて、働いて、寝る」。また「起きて、食べて、働いて、寝る」の繰り返し。起きて･･･寒いなぁ。このまま寝ていたいなぁ、今日は頑張るぞぉ。働いて･･･日程が厳しいなぁ、契約が決まるかなぁ、設計がうまくいくかなぁ、いい仕事したなぁ――その中にいろいろな無限の人生、ドラマがあります。いろいろな生き方ができます。すべては自分の生き様です。

しかしよく考えると、この生き方は、自分一人で生きているような錯覚をしているだけであって、わがままな我流の生き方だとも言えます。それは、自然界の鳥や魚などの動物を見るとよくわかります。彼らは子孫繁栄を常とし、親は子を守り、外敵と戦い、自然界の厳しさを乗り越えて生きています。本能イコール自然体であるからです。

一方、人間には本能に加え知識が備わっています。まさに人間はこの知識を持ったがゆえ、本来の自然体を見失ってしまったところがあると思います。それは、環境によって、とくに教育によって変わったと言えます。その証拠が本書で述べたスクラムの検証での「子どもにできて大人にできない」という事実です。

その検証では、大人ががっちり組んだ6人のスクラムを大人が倒せないのに、子どもは簡単に倒せるという事実を示しただけでなく、その倒せなかった大人でも、私が「気」を通すと簡単に倒せるようになるという、今の常識では考えられない事実を示しました。私はこうした事実の中に、本来、人間が生きるとは何か、進歩するとはどういうことか、という本質と大きなヒントが眠っていると考えています。

今、科学は「子どもにできて大人にできない」という実践事実をどう受け止めるのか。スクラムを倒せない大人の力は「対立の力」あるいは「衝突の力」です。倒せる力は「調和の力」です。この「調和（協調）の力」と「対立（衝突）の力」の構図は、まさに今の世の中の構図を表わしており、とくに後者の「対立（衝突）の力」が今の主流になっています。しかし、その大人でも「気」によってその対立構図が解けるのです。

裏を返すと、今あるいろいろな課題も対立の対極にある「調和（協調）の力」をもって当たれば、その解決の糸口も見えてくるのではないかということです。

すでに宇城道塾や空手実践塾で実践していることですが、私がテーマにしているのが、この「対立から調和へ」という「幸せの法則」の身心を創ることにあります。その身心を通しての、依存から自立という生き様こそが「人間の道」だと信じています。

科学は新しいこと、未発見のことを見出そうとして分析や研究、理論展開をしてきましたが、すべての存在は偉大なる神秘として、すでに宇宙の中に存在しているものです。

この宇宙で生きている、すなわち、生かされているという存在からすると、一つの分野でものごとを見たり論じたりすることは不可能です。まさに今こそ、「科学、哲学、宗教、医学、技術」

を並行して同時に学ぶことが必要な時期にきていると思います。とくにこれらすべてに対しての共通項を備えている日本特有の「気」と「気の実証」は、まさにあらゆる分野を統合させるつなぎ役として今後ますます重要になると思います。

宇城憲治

令和二年三月

用語集

〈言葉はどうしてもその言葉が持っている一般的な意味に縛られてしまいます。本書における宇城氏の「気」の世界を説明する言葉と、いわゆる科学の言葉は現時点すべてが整合しているわけではありません。本書で語られるように、むしろまだ「気」の本質を語るための言葉を構築中であると言ってもいいかもしれません。

したがって本書で「気」を説明する用語として使われている言葉が、一般的な技術用語集や理化学辞典などの中で使われている言葉のように、誤解なく一義的な意味として読み手に伝わるかどうかはまだ保証されているわけではありません。

それでも実際に「気」の実証ができている、体現している人が、数ある言葉の中から選んできた言葉には深く重い意味があります。そこで、宇城氏が本書で使う言葉を改めて整理してまとめたものを読者の理解のために提示いたします。

そしてここでの言葉の真の意味は、空手の型や形、礼などの日常に落とし込まれた所作を行なう身体によってこそ、その人の心を通して理解が深まることも申し添えておきます。〉

実証　科学による部分的な実験による検証といった、限られた領域での実証ではなく、最初から全体を誰もがわかる形にして検証するあり方。

統一体　身体をバラバラの部分的ではなく、最初から一つであると捉えるあり方。また身体のみでなく心と身体も一致している状態を指す。内面の働きを一つにすることで身体に「気」がめぐり活性化した状態。著者創案の用語。

部分体　身体を一つとして捉える統一体に対し、身体を腕なら腕、足なら足、というようにすべてを部分で捉えるあり方。身体のみでなく思考も、頭、知識偏重の部分思考型にあることを指す。

身体脳　身体運動の命令源および記憶領域を頭脳ではなく身体とし、身体の最大効率の動作を引き出す根源。著者創案の用語。

未来科学　既存科学が現在かかえる様々な限界や課題を解消した先にある科学のこと。宇城氏は、すでに「気」で実証している世界を「NEW科学」と位置づけ、その先にある、「気」と「科学」が融合した姿を「未来科学」と位置付けている。

気を通す　「気を通す」とは、「気」が通った統一体にある人が、第三者に対して、「気」を発し、または映すことで、同じように「気」の通った統一体に変化させること。「気が通る」とは、身体の呼吸が止まっている状態から自然体の本来ある状態になり、身体に「気」がめぐって統一体になる状態。

気を通す

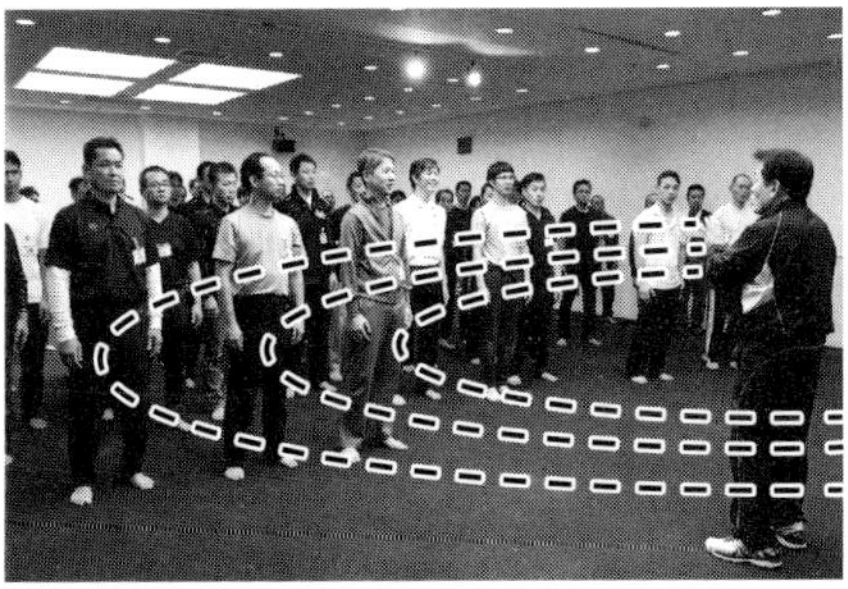

居つき　驚いたり、あせったり、こだわったりするなどして気持ちが不安定になった時の、身体の呼吸が止まっている状態。武術では隙となり、スポーツでは怪我に、仕事ではミスや不備につながる状態。

時空・間《ま》　時空とは、空間（ｘｙｚ）に時間（ｔ）を合わせた４次元の世界のこと。「間《ま》」とはこの時空における時間の「間《ま》」、空間の「間《ま》」のことを指す。「間《ま》」とは、「時空」において「時間」が先行する中で、すべてが溶け込み、境界がなく、すべてが自在な世界。武術では、この「間《ま》」をコントロールするところにその究極がある。

調和・融合　そこに対立がなく、つまり境界線がなく、すべてに溶け込み、すべてが自在になる状態。武術はまさに、時空と調和し時間をコントロールするところにその究極がある。

ゼロ化（無力化）　相手と自分の接触点、あるいは接触面において、相手に自分の力を感じさせずに対応する力。相手との攻防においてこのゼロの力で対応すると相手は、居ついた死に体（腑抜け）の状態となる。

死《し》に体《たい》　身体感覚がマヒしている状態。身体の中で、感触のある部分とない部分が同時に存在してしまうなど、身体が分断されている状態。居ついているので、咄嗟の時に動けない。腑抜け。

呼吸　一般的な口や鼻で吸って吐いての呼吸ではなく、身体で行なう呼吸を指す。宇城式呼吸法は、統一体をつくる呼吸であり、それは自らに眠る力を引き出し、自分の中にエネルギーを生み出すベースとなる。

参考文献

（木村均、下澤京太の参考文献も含む）

『子どもにできて大人にできないこと』　宇城憲治　どう出版　２０１１年
『剣禅一如　沢庵和尚の教え』　結城令聞　大東出版社　２００３年
『マインド・タイム　脳と意識の時間』　ベンジャミン・リベット　岩波書店　２００５年
『Ｃｏｍｅ　ｏｎ！　目を覚まそう！』
　エルンスト・フォン・ワイツゼッカー／アンダース・ワイクマン　明石書店　２０１９年
『ユーザーイリュージョン　意識という幻想』
　トール・ノーレットランダーシュ　紀伊國屋書店　２００２年
『頭脳から身体脳へ』　宇城憲治　どう出版　２００４年
『過去と未来の間』　ハンナ・アーレント　みすず書房　１９９４年
『人間の条件』　ハンナ・アレント　筑摩書房　１９９４年
『身体に気を流す　宇城式呼吸法』　宇城憲治　どう出版　２０１９年

『心と体　つよい子に育てる躾』　宇城憲治　どう出版　２０１２年
『こうして思考は現実になる』　パム・グラウト　サンマーク出版　２０１４年
『パワー・オブ・エイト』　リン・マクタガート　ダイヤモンド社　２０１８年
『人間にとって科学とは何か』　村上陽一郎　新潮選書　２０１０年
『生命科学クライシス』　リチャード・ハリス　白揚社　２０１９年
Baker, Monya. 1,500 scientists lift the lid on reproducibility. Nature. 2016, Vol. 533, p. 452-454
『科学の現在を問う』　村上陽一郎　講談社現代新書　２０００年
『ワープする宇宙　５次元時空の謎を解く』　リサ・ランドール　ＮＨＫ出版　２００７年
『フィールド　響き合う生命・意識・宇宙』　リン・マクタガート　河出書房新社　２００４年
『量子力学で生命の謎を解く』
ジム・アル＝カリーリ／ジョンジョー・マクファデン　ＳＢクリエイティブ　２０１５年
『国家と教養』　藤原正彦　新潮社　２０１８年
『弁顕密二教論』　空海　金岡秀友訳・解説　太陽出版　２００３年
『弘法大師空海全集』第二巻　弘法大師空海全集編集委員会　筑摩書房　１９８３年
『弘法大師空海全集』第六巻　弘法大師空海全集編集委員会　筑摩書房　１９８４年
『あなたの知らない脳』　ディヴィッド・イーグルマン　早川書房　２０１６年

宇城憲治　うしろ けんじ

1949年 宮崎県小林市生まれ。1986年 由村電器㈱ 技術研究所所長、1991年 同常務取締役、1996年 東軽電工㈱ 代表取締役、1997年 加賀コンポーネント㈱代表取締役。
エレクトロニクス分野の技術者として、ビデオ機器はじめ衛星携帯電話などの電源や数々の新技術開発に携わり、数多くの特許を取得。また、経営者としても国内外のビジネス界第一線で活躍。一方で、厳しい武道修行に専念し、まさに文武両道の日々を送る。
現在は徹底した文武両道の生き様と武術の究極「気」によって人々の潜在能力を開発する指導に専念。宇城空手塾、宇城道塾、親子塾、高校野球塾、各企業・学校講演、プロ・アマ スポーツ塾などで、「学ぶ・教える」から「気づく・気づかせる」の指導を展開中。著書・DVD 多数。

㈱ＵＫ実践塾 代表取締役　　創心館空手道 範士九段
宇城塾総本部道場 創心館館長　　全剣連居合道 教士七段（無双直伝英信流）

ＵＫ実践塾ホームページ　http://www.uk-jj.com

木村均（きむら ひとし）
東北大学大学院理学研究科（物理専攻）修了（1981 年 3 月）後、ソニー株式会社にてメディア／デバイス・材料関連の研究開発、設計／技術職務に携わる。技術部長職時代から宇城道塾で指導を受ける。退職後は特許関連職種の非常勤職員として勤務し現在に至る。

下澤京太（しもざわ きょうた）
東北大学工学部応用物理学科卒業（1992 年 3 月）後、セコム株式会社にて防犯機器の開発、設計に従事。2000 年より空手実践塾にて指導を受ける。現在は同社製造部門において新商品開発および新技術導入を担当。

宇城憲治が自在にする**気とは何か**——その実体に迫る

2020年3月20日　初版第1刷発行

宇城憲治著

定　価　本体価格 1,600円
発行者　渕上郁子
発行所　株式会社 どう出版
〒252-0313　神奈川県相模原市南区松が枝町 14-17-103
電話　042-748-2423（営業）　042-748-1240（編集）
http://www.dou-shuppan.com
印刷所　株式会社シナノパブリッシングプレス

　ISBN978-4-910001-05-0

宇城憲治の本

頭脳から身体脳へ
条件反射を超えた動き逆反射神経

身体を通して感じ、身体を通して考える、すなわち頭脳から身体脳に切り替え、歴史や文化に学ぶことで、昔の日本人にあったエネルギーを心と身体に呼び戻すことを提唱、その具体的な道筋を提供している。あらゆる分野で行き詰まりを感じている人に一筋の解決の糸口を提供する一冊。

・四六上製　・定価　1800円＋税

異次元時空を生み出す 気と重力

人間を突き動かす根源のエネルギーが地球の重力であり、そこに作用するのが「気」――「気」の存在が重力を変化させ、重力の変化の度合いが、私たちのエネルギーの度合いとなる。重力と気をテーマに、人間の内なるエネルギー、情熱の源を探る、目に見えない存在を見事に形にした、画期的な書。

・四六上製　・定価　1800円＋税

子どもにできて大人にできないこと
子どもの持つエネルギー

子どもの持つエネルギーを解き明かす画期的な書。大人はなぜ、その力を失ってしまったのか？　子どもにその力を失わせないよう育てるにはどうしたらいいのか？

本来のエネルギーを取り戻し、元気に生きていくための方法が記されている。【DVD付き】

・四六上製　・定価　1500円＋税

発行　どう出版